SECURITY SYSTEM
OF HEALTH
INDUSTRY

Policy Analysis and
Industry Opportunities

大健康产业
保障制度

政策分析与产业机遇

龚秀全◎编著

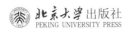

北京大学出版社
PEKING UNIVERSITY PRESS

图书在版编目（CIP）数据

大健康产业保障制度：政策分析与产业机遇/龚秀全编著.—北京：北京大学出版社,2023.10

（大健康产业管理系列丛书）

ISBN 978-7-301-34397-5

Ⅰ.①大… Ⅱ.①龚… Ⅲ.①医疗保健制度—研究—中国 Ⅳ.①R199.2

中国国家版本馆 CIP 数据核字（2023）第 171671 号

书　　　名	大健康产业保障制度：政策分析与产业机遇
	DAJIANKANG CHANYE BAOZHANG ZHIDU : ZHENGCE FENXI YU CHANYE JIYU
著作责任者	龚秀全　编著
责 任 编 辑	任京雪
标 准 书 号	ISBN 978-7-301-34397-5
出 版 发 行	北京大学出版社
地　　　址	北京市海淀区成府路 205 号　　100871
网　　　址	http://www.pup.cn
微信公众号	北京大学经管书苑（pupembook）
电 子 邮 箱	编辑部 em@pup.cn　　　总编室 zpup@pup.cn
电　　　话	邮购部 010-62752015　发行部 010-62750672
	编辑部 010-62752926
印 刷 者	涿州市星河印刷有限公司
经 销 者	新华书店
	787 毫米×1092 毫米　　16 开本　　18.25 印张　　294 千字
	2023 年 10 月第 1 版　　2023 年 10 月第 1 次印刷
定　　　价	62.00 元

举报电话：010-62752024　电子邮箱：fd@pup.cn

图书如有印装质量问题，请与出版部联系，电话：010-62756370

　　健康是所有人的追求,追求健康或许也是人类独有的一种有意识行为。其他生命体尽管也有自我保护的本能,却没有像人类这样追求健康的自觉。于人类而言,对健康的追求既是一种本能,也是一种理性。因此,人类本质上是愿意为健康投资的。

　　追求健康是需要条件的,其中最重要的两个条件,一是经济实力,二是认知水平。今天,我国全民健康意识的大幅提升,归根结底还是仰赖经济发展水平的提高,而新冠病毒感染疫情的全球传播,更增强了人们对健康的关注和重视。以 2016 年《"健康中国 2030"规划纲要》的发布为标志,"健康中国"成为国家战略,凸显了政府对维护国民健康的坚定决心。

　　我国人口基数大,14 亿人口规模所蕴含的潜在需求,将成为全球大健康产业的一个大市场。伴随着人们健康意识和收入水平的提高,这一规模庞大的潜在需求将不断释放。《经济学人》杂志相关报道数据显示,2022 年美国大健康产业占 GDP(Gross Domestic Product,国内生产总值)的比重为 18%;而我国大健康产业占 GDP 的比重为 5.2%。根据美国社会心理学家马斯洛提出的需求层次理论,随着衣食住行条件得到满足和不断改善,以及社会财富的不断积累,人们会很自然地将大量资源投入生命健康领域。无论是从以上数字还是从发达国家的发展历程来看,我国大健康产业发展的巨大潜力初见端倪。

大健康产业被认为是以人的综合健康为目标，覆盖全人群、全生命周期的产业，主要包括以药品、医疗器械、医疗耗材经营为主体的医药产业，以医疗服务机构为主体的医疗产业，以保健、健康产品经营为主体的保健品产业，以健康检测评估、咨询服务、调理康复和保障促进等为主体的健康管理服务产业，以及健康养老产业。

近年来，大健康产业发展迅速，已然成为全球发展的一大热点。有一种观点认为，大健康产业将成为继信息技术（Information Technology，IT）产业之后的第五波全球财富浪潮。我依稀记得，美国在克林顿时期，就曾将信息科学与生命科学作为未来发展的重要方向和引擎，如今看来，这两个方向都呈现了突破性的发展。从我国情况来看，健康企业的数量、产品的种类正在不断增多，大健康产业的整体容量、涵盖领域、服务范围正在不断扩大，日益呈现突破性的发展格局。有一种预测显示，2030 年我国大健康产业的规模将达到 16 万亿元人民币，大约是 2020 年的 2 倍。未来，大健康产业一定会成长为增强综合国力、促进全民健康的重要支柱产业。

从目前的发展态势来看，全球大健康产业将要或正在经历一场根本性的创新与变革。我认为，这种创新与变革的主要动力来自生物技术和数字技术两个方向的突破性创新，以及二者在大健康产业领域的深度融合。例如，基因测序和数字技术正为新的健康保健提供新的可能，可穿戴设备可以实时监测穿戴者的健康状况，电子医药平台能将患者与医生连接起来，家庭检查（居家检查）可以帮助人们进行常见病的自我诊断，网上药店模式正在替代处方购药模式（比如 Truepill，一家至 2023 年成立只有 7 年的美国公司，市场价值已达 16 亿美元，一天能处理 2 万份处方）……凡此种种，皆在传递着这个产业变革重塑的强烈信号。新冠疫情更是成为大健康产业领域加速变革创新的催化剂。

一方面，大量的创业企业正在大健康产业中涌现。据 CB Insights 估计，2022 年全球投资数字健康的创业企业价值将达到 570 亿美元，这个数字是前一年的 2 倍；没有上市、价值在 10 亿美元以上的大健康产业创业企业约有 90 家，是 5 年前的 4 倍。这些"独角兽"企业正在借力数字技术，与传统健康企业和技术大鳄进行竞争。

另一方面，一些技术巨头，如 Alphabet、亚马逊、苹果、Meta、微软等，于 2021

年共同出资 36 亿美元投入健康相关领域,主要聚焦健康设备和数据。德勤估计,2022 年全球将有 3.2 亿件医疗可穿戴产品。另外,这些技术巨头还将基于云技术涉足与健康相关的服务领域。亚马逊推出的智能手环 Halo,谷歌花费 21 亿美元收购的 Fitbit,苹果和三星的健康手表……都是技术巨头进军大健康产业的重要成果。

与此同时,一些传统的大型医药公司,如强生、葛兰素史克,其原有的消费者事业部则因缺乏创新,正在被分拆出去。那些有洞见、敢于冒险的大公司,如始创于 1901 年的以色列梯瓦制药工业有限公司(TEVA),正在试验数字化和以患者为中心的消费者化,其开发出一款将人工呼吸机和 App(手机软件)相连接的探头,可以指导使用者正确使用此类专业设备。此类创新的意义不容小觑。常规的健康系统通常是由医疗中间商(渠道)主导的,只有通过中间商,生产企业才能与病人建立起联系。但现在,这种模式正在被 TEVA 之类企业的创新动摇,这种创新使得患者在健康管理方面拥有更多的自主权。

种种迹象表明,传统的大健康产业正因以"治疗"为核心向以"预防"为核心转变而得以拓展和延伸,传统意义上的"病人"正因技术的融合创新而转变为健康产品和服务的"消费者"。与此同时,伴随着生物技术和数字技术的不断创新与发展,新型数字化健康公司、创新的商业模式和创新的组织形式正在涌现,大健康产业正在重塑其价值生态系统,从而成为数字时代新的商业蓝海。

产业的快速创新与发展,自然催生了对相关领域兼具技术和商业知识的新型商科人才的强烈需求,而传统的商科培养模式显然无法满足大健康产业未来发展的人才需求。为此,依托华东理工大学在生物、医药、食品等领域的学科优势,借力各界的加持,商学院于 2018 年开始在工商管理专业硕士学位人才培养上探索设立大健康产业项目,从项目设计、培养模式到教学内容实施多方面变革。项目按照大健康产业链进行设计,教学内容从产业投融资到健康服务、健康养老,实行全产业链培养模式,学生结构也尽量根据产业链不同环节加以构建,并将已实施近十年的行动学习教学模式应用其中,让学生通过解决企业发展中面临的真实问题获得成长。

作为探索性的新型商科人才培养项目,我们遇到的第一个重大挑战就是缺乏可以用于教学的教材,仿佛一家高级餐馆有菜单却没有菜谱,这显然会影响人才培养质量。为此,我们决定邀请校内外相关专家学者,组织编写一套大健康产业管理系列丛书。作为项目培养的基础教材,我们也希望能够为国内大健康产业领域新型商科人才的培养做一些有益的尝试,为推动国内大健康产业发展做出自己的贡献。

借此机会,我要感谢接受邀请参与项目教材建设的各位专家、教授,也要感谢北京大学出版社对丛书出版的支持,以及各位编辑所付出的艰辛。

阎海峰

华东理工大学副校长

商学院教授、博士生导师

2022 年 10 月

党中央、国务院高度重视人民健康,把保障人民健康放在优先发展的战略位置。为扎实推进健康中国建设,国家启动实施健康中国行动,深入开展爱国卫生运动,持续完善国民健康政策。大健康产业是朝阳产业,健康中国战略行动的推进,必然带来巨大的产业机遇。

新时代卫生与健康工作方针明确"将健康融入所有政策"。加强高质量健康保障政策体系建设,是中国健康治理的重要内容和必要条件,也是实现中国式现代化的基本要求。健康中国战略的实施不是一系列健康制度的简单组合,而是由多样化组织与多种制度集合而成的有内在联系、有层次、有结构的治理体系。本书主要对基本健康保障政策进行介绍与分析,理清中国健康保障政策发展的脉络,让读者更好把握健康保障政策的本质。

本书共分为八章:

第一章 中国养老金政策分析。健康保障建立在良好的经济基础之上,在人口老龄化背景下,分析和理解健康保障政策,应熟悉和理解养老金制度。本章对中国养老金制度安排、改革趋势、潜在影响及其可能商机进行全面阐述,重点介绍基本养老保险、企业年金、职业年金、个人账户养老金的资金筹集、待遇支付和基金管理等。

第二章 医疗保障政策分析。医疗保障是保障人们看得起病、促进健康公平的最主要的制度安排。本章从需求侧角度,在介绍中国医疗保障制度改革历程、制度框架的基础上，重点介绍医疗保险费用控制与支付方式改革的主要措施，并对医疗保障制度改革的地方案例进行分析。

第三章 医疗服务模式政策分析。建设公平可及、优质高效的医疗服务体系是破解看病难、看病贵，保障人们健康的根本措施。本章主要从供给侧角度，在分析公立医疗机构改革、社会资本办医政策的基础上，重点介绍分级诊疗和医联体建设的主要措施、成效、面临的问题以及改革的方向，并进行相关案例分析。

第四章 药品和医用耗材保障政策分析。药品和医用耗材是医疗保障的重要组成部分。本章对药品和医用耗材定价机制、中国药品和医用耗材定价政策的历史演变、当前中国医疗保险基金支付药品定价政策、药品流通"两票制"改革政策、药品集中采购政策、医用耗材带量采购政策等进行分析。

第五章 职业健康保障政策分析。构建职业健康保障政策体系旨在为劳动者创造安全、卫生、舒适的劳动条件，消除和预防劳动生产过程中可能发生的伤亡、职业病和急性职业中毒，保障劳动者的生命权和健康权。本章主要对工伤保险政策和职业病防治政策进行比较全面的分析，并对职业健康保障的地方案例进行分析。

第六章 康护保障政策分析。老年人健康保障是健康保障的重点和难点，与其他群体比较，老年人的健康服务需求具有特殊性。本章在详细比较长期护理保险地方政策的基础上，指出长期护理保险制度的改革方向，并对医养结合政策发展历程、医养结合模式及其优缺点、医养结合发展方向进行分析。

第七章 养老产业政策分析。养老产业是极具市场潜力的新兴产业，是前景广阔的巨大"蓝海"。养老产业是涉及多个领域、涵盖诸多业态的综合性产业体系，其发展离不开相应的政策支持。本章在概述养老产业内涵、发达国家养老产业的发展的基础上，对中国养老产业政策进行比较深入的介绍，主要包括土地政策、人才政策、财政金融政策、税收优惠政策等。此外，对养老产业发展模式与典型案例进行介绍。

第八章 健康城市建设政策分析。城市是人类文明的坐标。健康城市建设是保障居民群体健康的重要载体。本章在介绍健康城市的内涵、健康城市评价的基础上，重点对中国健康城市建设历程、健康城市建设的政策内涵及其特点进行比较全面的介绍，并对北京、上海、苏州三地健康城市建设进行案例分析。

　　本书可用作医疗保险、社会医学与卫生事业管理、健康管理、社会保障等专业本科及硕士、博士研究生必修或选修教材，也可供医保、卫生、民政、人力资源和社会保障等部门的实际工作者以及健康保障领域企事业单位相关从业人员选用。由于健康保障政策的复杂性，我国健康保障政策仍在不断完善中，书中难免存在不足。欢迎专家和读者批评指正！

龚秀全

2023 年 9 月

目录

第一章

中国养老金政策分析

在人口老龄化背景下,养老金制度已成为全民关注的重要社会保障项目。自 1991 年起,我国逐步建立起以基本养老保险为第一支柱、以企业年金和职业年金为第二支柱、以个人账户养老金为第三支柱的多层次养老保障体系。本章分别对三支柱养老金政策进行分析。

第一节　基本养老保险政策分析

基本养老保险作为我国养老保障体系的第一支柱,起着重要的基础保障作用。本节对基本养老保险的改革历程、当前的基本养老保险政策及其发展面临的问题进行分析,并探讨我国基本养老保险的改革方向。

一、基本养老保险的改革历程

(一) 城镇职工基本养老保险制度的建立和发展

1. 国家—单位保障阶段

1951 年,政务院颁布《中华人民共和国劳动保险条例》。该条例第二章第七条规定,企业职工的养老保险费全部由实行劳动保险的企业行政方面或资方负担,此外建立了企业职工退休制度。1955 年 12 月,国务院颁布《国家机关工作人员退休处理暂行办法》,对国家机关工作人员(各民主党派、各人民团体和国家机关所属的事业费开支的单位参照执行)的退休年龄和待遇进行了规定。1957 年国务院颁布《关于工人、职员退休处理的暂行规定》、1958 国务院年颁布《关于工人、职员退职处理的暂行规定(草案)》,统一了企业职工和国家机关工作人员的退休、退职办法,放宽了退休、退职条件,提高了退休、退职待遇标准,有效解决了企业和机关事业单位退休、退职办法中相互矛盾的问题。1978 年,国务院颁布施行《关于安置老弱病残干部的暂行办法》和《关于工人退休、退职的暂行办法》,虽然将干部与工人的退休办法做了区分,但是待遇计算办法几乎一样。

2. 企业职工养老保险改革探索阶段

20 世纪 80 年代中期,国有企业和集体企业经营面临困难,职工日益老龄化,同时,养老保险制度覆盖面窄、社会化程度低,政府和企业的负担过重,养老保险改革的呼声日益提高。1991 年 6 月,国务院颁布《关于企业职工养老保险制度改革的决定》,明确提出改变养老保险完全由国家、企业包下来的办法,实行国家、企业、个人三方共同负担,职工个人也要缴纳一定的费用,实行部分积累的基金模式,改变传统养老保险制度的资金筹资、运营管理和待遇计发方式。1995 年国务院发布《关于深化企业职工养老保险制度改革的通知》,进一步明确"社会统筹与个人账户相结合"的发展思路,提出建立适应城镇各类企业职工和个体劳动者,资金来源多渠道、保障方式多层次、社会统筹与个人账户相结合、权利与义务相适应、管理服务社会化的养老保险制度改革的目标。在总结城镇企业职工养老保险制度改革试点经验的基础上,1997 年国务院《关于建立统一的企业职工基本养老保险制度的决定》(国发〔1997〕26 号)统一了缴费费率、个人账户规模和养老金计发办法,标志着"统账结合"养老保险模式的确立,多元缴费主体格局得以确定。2005 年,国务院颁布《关于完善企业职工基本养老保险制度的决定》(国发〔2005〕38 号),对个人账户规模、待遇计发办法以及个体工商户、灵活就业人员参保缴费等进行了调整。

3. 企业职工养老保险并轨阶段

从 20 世纪 90 年代开始,各地陆续开展了机关事业单位养老保险制度的改革探索,但是都没有取得实质性成效。由此,企业职工和机关事业单位职工养老保险双轨制运行。2008年国务院出台《事业单位工作人员养老保险制度改革试点方案》,在山西、上海、浙江、广东、重庆5省市开展试点,事业单位分类改革配套推进,探索建立与企业职工养老保险相同的"统账结合"制度模式;然而,改革并没有取得预期的进展。2015年,国务院发布《关于机关事业单位工作人员养老保险制度改革的决定》,提出"一个统一,五个同步"的改革基本思路,确定从2014年10月起机关事业单位实行社会统筹与个人账户相结合的基本养老保险制度,单位和职工个人的缴费责任以及待遇计发规则都与城镇职工养老保险相同,建立相应的补充养老保险制度,这一改革标志着双轨制开始"并轨"。

4. 深化改革完善阶段

2018年国务院印发《关于建立企业职工基本养老保险基金中央调剂制度的通知》,在企业职工养老保险制度中推出中央调剂制度,不断优化企业职工养老保险制度管理服务。同时,为了提高养老保险的征缴率,2018年7月国务院印发《国税地税征管体制改革方案》,开始统一由税务部门征收养老保险费,这意味着我国养老保险多元征收模式的终结。

(二) 城乡居民基本养老保险制度的建立和发展

1. 土地和集体经济保障阶段

自中华人民共和国成立直至20世纪80年代中期,农村主要以土地和集体经济发展为依托,依靠集体积累为社员提供基本保障。在制度建设上,1956年6月通过的《高级农业生产合作社示范章程》提出对老、弱、孤、寡、残疾的社员,要"保证他们的吃、穿和柴火的供应,保证年幼的受到教育和年老的死后安葬",保吃、保穿、保烧、保教、保葬成为"五保"的基本内涵。1962年,《农村人民公社工作条例(修正草案)》明确提出,生产队可以从可分配的总收入中扣留不超过可分配总收入的百分之二到三为公益金,作为社会保险和集体福利事业的费用。生产队对于生活没有依靠的老、弱、孤、寡、残疾的社员,遭到不幸事故、生活发生困难的社员,经过社员大会讨论和同意,实行供给或者给以补助。

2. 老农保阶段

在改革开放的进程中,由于市场经济体制的改革,进城务工人数大幅上升,家庭养老资源减少,现代化建设使得土地保障功能下降,集体经济逐渐消失,建立和发展农村社会养老保险(以下简称"老农保")制度成为农村社会经济发展的必然要求。1991 年,民政部正式主管农村社会养老保险制度改革事务,于1992 年颁布《县级农村社会养老保险基本方案(试行)》,建立以个人缴纳为主、个人账户积累制为特点的农村社会养老保险制度。

3. 新型城乡居民社会养老保险阶段

政府责任缺失、集体经济衰退、待遇水平低下等原因导致老农保失败。2002 年,中国共产党第十六次全国代表大会报告提出,经济发达地区可探索建立农村养老、医疗保险和最低生活保障制度。从 2003 年开始,各地在人力资源和社会保障部的主导下开始了农村居民社会养老保险的试点。2005 年,"十一五"规划提出建设社会主义新农村的宏伟战略,明确要求建立健全农村地区与经济发展水平相适应的社会保障体系。2006 年,《中华人民共和国农业税条例》被废止,极大地减轻了农民负担,调动了农业生产积极性,为再次开展农村社会养老保险制度建设奠定了经济基础。2009 年,国务院发布《关于开展新型农村社会养老保险试点的指导意见》(以下简称《意见》),探索建立个人缴费、集体补助、政府补贴相结合的新型农村社会养老保险制度(以下简称"新农保")。2011 年 6 月,结合此前一些地区的试点经验,国务院发布《关于开展城镇居民社会养老保险试点的指导意见》,决定 2011 年 7 月 1 日启动城镇居民社会养老保险的试点工作。2014 年 2 月,国务院印发《关于建立统一的城乡居民基本养老保险制度的意见》,提出到"十二五"末,在全国基本实现新农保和城居保制度合并实施,并与职工基本养老保险制度相衔接;2020 年前,全面建成公平、统一、规范的城乡居民养老保险制度。

二、当前的基本养老保险政策

(一)城镇职工基本养老保险

1. 参保范围

按照公务员法管理的单位、参照公务员法管理的机关(单位)、事业单位及其编制内的工作人员参加机关事业单位职工基本养老保险;城镇企业及其职工、个体工商户、灵活就业人员等参加企业职工基本养老保险。机关事业单位职工基本养老保险和企业职工基本养老保险的参保缴费、待遇计发等制度统一。

2. 参保缴费

影响参保缴费的因素包括两个方面:缴费基数和费率。

(1)缴费基数

单位缴费基数有两种计算方法:一是在职人员单位工资总额;二是个人缴费基数的和。个人缴费基数以上一年度职工月平均工资(包括基本工资、奖金、津贴、加班加点工资等)为计算依据。个人缴费基数有上限和下限。上限为上一年度在岗职工月平均工资的300%,300%以上部分不计入缴费基数;下限为上一年度在岗职工月平均工资的60%,低于上一年度统筹地区在岗职工月平均工资60%的,以上一年度在岗职工月平均工资的60%为缴费基数。如果职工工资在上限和下限之间,则按实际工资作为缴费基数。

城镇个体工商户和灵活就业人员的社会保险缴费基数为当地上一年度在岗职工平均工资。

(2)费率

企业缴费的比例,一般不得超过企业工资总额的20%。2019年国务院印发《降低社会保险费率综合方案》,要求城镇职工基本养老保险单位缴费比例高于16%的省份,可降至16%;低于16%的省份,要研究提出过渡办法逐步提高到16%。个人缴费比例1997年不得低于本人缴费工资的4%,1998年起每两年提高1个百分点,最终达到本人缴费工资的8%。城镇个体工商户和灵活就业人员的社会保险缴费费率为20%。

3. 基金管理

职工基本养老保险实行社会统筹与个人账户相结合的方式。2006年1月之前,按职工本人缴费工资11%的数额为职工建立基本养老保险个人账户,个人缴费全部计入个人账户,其余部分从单位缴费中划入。随着个人缴费比例的提高,单位划入的部分逐步降至3%。单位缴费其他部分,作为统筹基金。从

2006 年 1 月开始,单位缴费进入统筹基金,个人缴费计入个人账户。

参保人员跨省流动就业转移基本养老保险关系时,单位缴费和个人账户可以随同转移,按下列方法计算转移资金:

① 个人账户储存额。1998 年 1 月 1 日之前按个人缴费累计本息计算转移,1998 年 1 月 1 日之后按计入个人账户的全部储存额计算转移。

② 统筹基金(单位缴费)。以本人 1998 年 1 月 1 日之后各年度实际缴费工资为基数,按 12% 的总和转移,参保缴费不足 1 年的,按实际缴费月数计算转移。

4. 待遇支付

(1) 待遇领取条件

职工达到以下条件的,退休后按月发给基本养老金。

① 达到退休年龄。当前,退休年龄根据《国务院关于安置老弱病残干部的暂行办法》和《国务院关于工人退休、退职的暂行办法》执行。

第一,男年满 60 周岁、女干部年满 55 周岁、女工人年满 50 周岁,连续工龄满 10 年的。

第二,从事井下、高空、高温、特别繁重体力劳动或者其他有害身体健康的工作,男年满 55 周岁、女工人年满 45 周岁,连续工龄满 10 年的。

第三,男年满 50 周岁、女年满 45 周岁,连续工龄满 10 年或参加革命工作年限满 10 年,经证明完全丧失劳动能力的。

第四,因工致残,经证明完全丧失劳动能力的。

② 个人缴费和视同缴费年限累计满 15 年。参加职工基本养老保险的个人,达到法定退休年龄时累计缴费不足 15 年的,可以缴费至满 15 年,按月领取基本养老金;也可以转入城乡居民基本养老保险,按照国务院有关规定享受相应的养老保险待遇。

(2) 待遇领取地

《人力资源社会保障部关于城镇企业职工基本养老保险关系转移接续若干问题的通知》规定,跨省流动就业的参保人员达到待遇领取条件时,按下列规定确定其待遇领取地:

① 基本养老保险关系在户籍所在地的,由户籍所在地负责办理待遇领取手续;

② 基本养老保险关系不在户籍所在地,而在其基本养老保险关系所在地累计缴费年限满 10 年的,在该地办理待遇领取手续;

③ 基本养老保险关系不在户籍所在地,且在其基本养老保险关系所在地累计缴费年限不满 10 年的,将其基本养老保险关系转回上一个缴费年限满 10 年的原参保地办理待遇领取手续;

④ 基本养老保险关系不在户籍所在地,且在每个参保地的累计缴费年限均不满 10 年的,将其基本养老保险关系及相应资金归集到户籍所在地,由户籍所在地按规定办理待遇领取手续。

(3)待遇水平

基本养老保险待遇包括基础养老金和个人账户养老金,职工在国发〔1997〕26 号文件实施前参加工作的,根据参加工作的视同缴费年限,再另行发放过渡性养老金。

根据国发〔2005〕38 号文件,基本养老金待遇发放体现公平与效率相结合、长缴多得、多缴多得的原则。影响基础养老金的主要因素包括统筹地区上年度职工月平均工资、本人指数化月平均工资和缴费年限。其中,本人指数化月平均工资根据下列公式计算:

$$本人指数化月平均工资 = \frac{\left(\dfrac{\omega_0}{\overline{\omega}_0} + \dfrac{\omega_1}{\overline{\omega}_1} + \cdots + \dfrac{\omega_{n-1}}{\overline{\omega}_{n-1}} \right)}{n} \times \overline{\omega}_{n-1} \qquad (1-1)$$

式中,ω 表示职工本人缴费工资,$\overline{\omega}$ 表示上年度统筹地区在岗职工平均工资,n 表示缴费年限。

影响个人账户养老金的因素包括个人账户储存额和计发月数。其中,影响个人账户储存额的主要因素是缴费工资、缴费比例、缴费年限和投资收益率;计发月数与退休年龄挂钩,退休年龄越早,计发月数越大,激励职工晚退休。国发〔1997〕26 号文件与国发〔2005〕38 号文件中新人养老金的比较如表 1-1 所示。

表 1-1　国发〔1997〕26 号文件与国发〔2005〕38 号文件中新人养老金的比较

文件	资金管理	基础养老金	个人账户养老金
国发〔1997〕26 号	企业缴费中，按职工缴费工资的 3% 划入个人账户	上年度职工平均工资的 20%	个人账户为职工缴费工资的 11%，退休时个人账户待遇为个人账户储存额/120
国发〔2005〕38 号	不再划入	（统筹地区上年度职工月平均工资+本人指数化月平均工资）/2×缴费年限×1%	个人账户为职工缴费工资的 8%；退休时个人账户待遇为个人账户储存额/计发月数

（4）待遇调整

建立基础养老金正常调整机制。根据职工工资和物价变动等情况，国务院适时调整企业退休人员基础养老金。基础养老金待遇调整的方式主要包括定额调整、挂钩调整、适当倾斜等。

（二）城乡居民基本养老保险

1. 参保范围

年满 16 周岁（不含在校学生），非国家机关和事业单位工作人员及不属于职工基本养老保险覆盖范围的城乡居民，可以在户籍地参加城乡居民基本养老保险。

2. 领取条件

参加城乡居民基本养老保险的个人，年满 60 周岁、累计缴费满 15 年且未领取国家规定的基本养老保障待遇的，可以按月领取城乡居民养老保险待遇。

3. 缴费

城乡居民基本养老保险基金由个人缴费、集体补助、政府补贴构成，全部计入个人账户。

个人缴费标准设为每年 100 元、200 元、300 元、400 元、500 元、600 元、700 元、800 元、900 元、1 000 元、1 500 元、2 000 元 12 个档次，省（区、市）人民政府可以根据实际情况增设缴费档次，最高缴费档次标准原则上不超过当地灵活就业人员参加职工基本养老保险的年缴费额，人力资源和社会保障部会同财政部依据城乡居民收入增长等情况适时调整缴费档次标准。

集体补助标准由村民委员会召开村民会议民主确定,鼓励有条件的社区将集体补助纳入社区公益事业资金筹集范围,鼓励其他社会经济组织、公益慈善组织、个人为参保人缴费提供资助。补助、资助金额不超过当地设定的最高缴费档次标准。

对于政府补贴,中央财政对中西部地区按中央确定的基础养老金标准给予全额补助,对东部地区给予50%的补助。地方人民政府应当对参保人缴费给予补贴,对选择最低档次标准缴费的,补贴标准不低于每人每年30元;对选择较高档次标准缴费的,适当增加补贴金额;对选择500元及以上档次标准缴费的,补贴标准不低于每人每年60元,具体标准和办法由省(区、市)人民政府确定。对重度残疾人等缴费困难群体,地方人民政府为其代缴部分或全部最低标准的养老保险费。

4. 待遇计发

城乡居民基本养老保险待遇由基础养老金和个人账户养老金构成,支付终身。

基础养老金。中央确定基础养老金最低标准,建立基础养老金最低标准正常调整机制,根据经济发展和物价变动等情况,适时调整全国基础养老金最低标准。地方人民政府可以根据实际情况适当提高基础养老金标准;对长期缴费的,可适当加发基础养老金,提高和加发部分的资金由地方人民政府支出,具体办法由省(区、市)人民政府规定,并报人力资源和社会保障部备案。

个人账户养老金。个人账户养老金的月计发标准,目前为个人账户全部储存额除以139(与现行职工基本养老保险个人账户养老金计发系数相同)。参保人死亡,个人账户资金余额可以依法继承。

三、基本养老保险发展面临的问题

(一) 城镇职工基本养老保险发展面临的问题

1. 待遇支付制度存在缺陷

首先,个人账户收支难以平衡且不公平。由于人们预期寿命的提高,职工退休年龄所对应的余命大于计发月数，并且退休越早，两者差距可能越大。因此，当退休职工个人账户储存额用完之后，其仍可能健在，但个人账户养老金仍需要确保发放，从而不得不用统筹基金发放个人账户养老金，加剧统筹基金的不足。并且，在其他条件相同的情况下，个人账户养老金越高的退休职工，统筹基金弥补的差额越大，这不利于社会公平。

其次，法定退休年龄过早。退休年龄的规定直接影响养老金的支付。目前，我国养老保险法定退休年龄一直沿用 1978 年的规定，但居民的平均预期寿命大幅提高，2019 年我国居民的平均预期寿命提高到 77.3 岁，城镇居民平均预期寿命已经超过 80 岁。职工平均预期寿命与法定退休年龄之间的差距在逐渐扩大。法定退休年龄过早意味着领取养老金人数的增多和领取时间的延长，养老金的支付压力将会增大。对于劳动力市场而言，退休的熟练劳动力仍处于精力旺盛阶段，企业等用工单位的熟练劳动力供给直接减少，影响资源的有效利用和优化配置，这不但不利于劳动者自身收入水平的提高，同时也减少了养老金收入来源。

最后，缴费基数不实。按照目前政策规定，我国企业职工基本养老保险缴费基数可在当地在岗职工月平均工资的 60% 和 300% 之间确定，许多企业为降低缴费压力，通常选择最低水平确定缴费基数，从而对我国基本养老保险的待遇领取、基金收支平衡造成较大影响。更进一步，由于各地经济发展水平存在差异，缴费基数与在岗职工月平均工资挂钩导致待遇领取差距大，影响社会再分配的公平性，且不利于基本养老保险的全国统筹，给人才跨区域流动带来不利影响。

2. 养老保险费率过高

2011—2019 年我国城镇职工基本养老保险单位费率为 20% 左右，在世界各国中位居前列。虽然 2020 年我国城镇职工基本养老保险单位费率已经降到 16%，但从国际上看，单位费率仍超过大部分深度和超级老龄化社会国家（见表 1-2）。对企业来说，职工社会保险费用是企业人工成本的重要部分，养老保险费率的高低与企业的盈利能力和市场竞争力紧密相关。有关经济合作与发展组织（OECD）国家的研究表明，雇主所需缴纳的养老保险费率的提高会导致企业竞争力的相应下降。当前,较高的养老保险费率会给企业带来较大的负担,严格按照法定标准缴纳会使得很多企业的利润水平大幅下降甚至亏损。因而较高的养老保险费率带来的较高人工成本会使企业在国际市场竞争中处于不利地位,影响企业增加投资,导致我国未来经济发展的动力不足。

表 1-2　2020 年养老保险费率国际比较　　　　（单位:%）

国家	个人费率	单位费率	总计	国家	个人费率	单位费率	总计
奥地利	10.25	12.55	22.80	韩国	4.50	4.50	9.00
比利时	7.50	8.90	16.40	拉脱维亚	10.00	10.00	20.00
加拿大	5.25	5.25	10.50	卢森堡	8.00	8.00	16.00
法国	11.30	16.50	27.80	波兰	9.80	9.80	19.60
德国	9.30	9.30	18.60	葡萄牙	7.20	15.50	22.70
希腊	6.70	19.80	26.50	斯洛伐克	4.00	18.80	22.80
匈牙利	10.00	11.80	21.80	斯洛文尼亚	15.50	8.85	24.35
意大利	9.19	23.81	33.00	土耳其	9.00	11.00	20.00
日本	9.15	9.15	18.30	美国	5.30	5.30	10.60

资料来源:经济合作与发展组织《养老金概览 2021》(Pension at a Glance 2021),第 197 页表 8.1。

3. 养老保险基金收支不平衡加剧

养老保险基金能否收支平衡是城镇职工基本养老保险制度能否长期健康运行的关键。2014 年以来,我国养老保险基金征缴收入小于基金支出,养老保险基金呈现收不抵支的现象,且收支差额呈现逐年扩大的趋势(见表 1-3)。特别是在 2020 年,我国养老保险基金征缴收入大幅下降,而基金支出仍不断提高,且政府的财政补贴已经难以填补收支差额,养老保险基金出现较大的年度负缺口。与此同时,由于我国地区间经济发展水平差异较大,不同地区养老保险基金收支情况差异也较大,东南沿海地区基金收支结余一直相对比较可观,而东北地区以及内陆部分省份则出现基金收支缺口,不同省份之间养老保险基金收支特征差异十分明显。

表 1-3　我国养老保险基金收支情况　　　　（单位：亿元）

年份	基金征缴收入	基金支出	收支差额	政府补贴	累计结余
2011	13 956	12 765	1 191	2 272	19 497
2012	16 467	15 562	905	2 648	23 941
2013	18 634	18 470	164	3 019	28 269
2014	20 434	21 755	−1 321	3 548	31 800
2015	23 016	25 813	−2 797	4 716	35 345
2016	26 768	31 854	−5 086	6 511	38 580
2017	33 403	38 052	−4 649	8 004	43 885
2018	29 507	31 567	−2 060	5 355	48 034
2019	30 008	34 720	−4 712	5 587	51 482
2020	20 886	37 701	−16 815	6 271	44 988

资料来源：财务部网站、人力资源和社会保障部《人力资源和社会保障事业发展统计公报》（2011—2017 年）、财政部《全国社会保险基金收入/支出/结余决算表》（2018—2020 年）。

4. 统筹层次仍有待提高

目前，我国基本养老保险仍未完全实现真正意义上的省级统筹，统筹层次不高导致制度"碎片化"，影响制度运行质量，增加制度运行成本，造成地区割据，劳动力跨区域流动受到影响；基金规模小，资金运用效率低，不利于提升基金投资收益率；地区间财务可持续性出现严重失衡，收不抵支的省份逐年增加；劳动力净流入地与净流出地之间养老保险负担不公平。

5. 养老保险规范运行有待进一步提高

首先，部分地方政府将养老保险作为提升地方竞争力的手段，通过降低养老保险费率、降低养老保险缴费基数或直接免除企业部分养老保险缴费等，以降低企业人工成本吸引投资，影响养老保险制度的公平和效率。其次，部分地方存在骗取、冒领基本养老金的现象，使本就收支不平衡的问题雪上加霜。最后，养老保险基金投资途径单一且操作专业性有待考究，基金保值增值无法得到保障。

（二）城乡居民基本养老保险发展面临的问题

1. 城乡居民基本养老保险缴费水平偏低

在缴费档次的选择上，大部分居民选择了低档次的缴费水平，尤其是农村居民，多数选择 100 元的最低缴费档次。个人账户缴费水平持续偏低造成养老保险基金筹资结构失衡，养老金待遇过度依赖政府补贴，弱化了个人责任，加剧了制度的福利化倾向。这有两方面的原因：其一，贫困居民缴费能力有限，高档次的缴费水平对这部分人来说即使有心也无力；其二，部分居民对政策缺乏了解，对政策的安全性存在顾虑，导致这部分居民即使有能力缴费也不愿多缴。个人账户养老金积累不足，难以负担居民老年生活所需。

2. 政府责任分担失衡

从城乡居民基本养老保险基金收入情况来看，政府补贴是基金收入的主要来源，本应占主导的缴费收入却只占政府补贴的 1/3 左右（见表 1-4）。政府在基金维持上处于被动地位，政府责任过重不利于基金的可持续发展。进一步从政府的分担机制来看，目前相较于中央财政，地方财政的补贴负担更大，特别是县级财政补贴负担过重。县级财政担负着一般参保人员和特定群体的缴费补贴、高出中央规定最低基础养老金标准的提补补贴、特定群体增发基础养老金待遇补贴等。此外，国家卫生健康委员会发布的信息显示，2022 年我国人均预期寿命已提高到 77.93 岁。《"健康中国 2030"规划纲要》指出，到 2030 年人均预期寿命将达到 79 岁。我国人均预期寿命延长，而个人账户养老金计发月数仅 139 个月（11.6 年），这意味着当个人账户储存额不足以支付时，县（市、区）财政要及时给予补贴。这对于全国各县（市、区）财政来说，将是一项不小的支出负担。

表 1-4　2018—2020 年城乡居民基本养老保险基金缴费收入与政府补贴比较

年份	缴费收入（万元）	占基金总收入比重（%）	政府补贴（万元）	占基金总收入比重（%）
2018	881.10	22.77	2 775.74	71.72

（续表）

年份	缴费收入 （万元）	占基金总收入比重 （％）	政府补贴 （万元）	占基金总收入比重 （％）
2019	1 000.17	24.10	2 880.51	69.42
2020	1 262.12	25.53	3 134.59	63.40

资料来源：财政部《全国社会保险基金收入决算表》（2018—2020年）。

3. 与城镇职工基本养老保险待遇差距持续扩大

整体而言，与城镇职工基本养老保险相比，城乡居民基本养老保险在政府补贴力度和养老金待遇水平上都有较大的差距。在政府补贴力度上，2018—2020年数据显示，城镇职工基本养老保险政府补贴占全国一般公共预算支出的比重均高于城乡居民基本养老保险财政补贴占全国一般公共预算支出的比重，且占比相差将近1倍（见表1-5）。从养老金待遇水平上看，人力资源和社会保障部的数据显示，2021年全国参加城乡居民基本养老保险的人数超过5.4亿，其中领取城乡居民养老金待遇的人数超过1.6亿，经计算得出城乡居民的月人均养老金仅179元，而企业退休人员的月人均养老金是2 987元，两者相差2 808元。低水平的政府补贴引致低水平的基础养老金标准，使得过低的养老金待遇水平严重影响城乡老年居民的实际生活水平，难以实现抵御养老风险的根本目的。

表1-5　全国财政对城镇职工基本养老保险和城乡居民基本养老保险补贴情况比较

年份	全国一般公共 预算支出 （亿元）	城镇职工基本养老保险		城乡居民基本养老保险	
		政府补贴 （亿元）	占全国一般 公共预算支出 的比重（％）	政府补贴 （亿元）	占全国一般 公共预算支出 的比重（％）
2018	220 904.13	5 355	2.42	2 775.74	1.26
2019	238 858.37	5 587	2.34	2 880.51	1.21
2020	245 679.03	6 271	2.55	3 134.59	1.28

资料来源：财政部《全国一般公共预算支出决算表》（2018—2020年）、《全国社会保险基金支出决算表》（2018—2020年）。

四、基本养老保险的改革方向

(一) 完善我国基本养老保险个人账户

自 1997 年起,我国基本养老保险制度"统账结合"模式已经运行二十多年,但城镇职工基本养老保险个人账户存在"空账"问题,城乡居民基本养老保险个人账户是实账积累,存在基金规模偏小且统筹层次较低等问题,这使得个人账户制陷入进退两难的境地。首先,可探索个人账户记账式管理,将养老保险基金进行实际投资,参考实际投资收益率来确定记账利率,确保记账利率满足高于银行定期存款利率、达到合适的养老金替代率水平等科学标准。其次,逐步实现社会统筹和个人账户分离,将个人账户部分市场化,逐步变为第三支柱模式下个人养老金制度的自愿性储蓄养老金,且个人账户的分离过程需有其他参量的改革来配合,避免基金收支出现严重问题,也要避免参保退休人员待遇水平剧烈波动。最后,适当提高养老保险个人账户计发月数,实现个人账户收支平衡。

(二) 优化基本养老保险基金筹集管理,提升养老金待遇水平

如前所述,基本养老保险基金收支不平衡是目前我国面临的重要问题,应积极扩大基金收入来源,适度提高养老金待遇水平以反向刺激基金征缴积极性,形成基金收支的良性循环。在征缴制度上,可探讨适度延迟全额领取养老金年龄、适当提高养老保险缴费年限等措施,增加基金征缴收入。在基金投资管理上,鼓励金融机构开发相应的投资产品,创新基本养老保险基金投资管理模式,促进基金保值增值。在待遇支付上,根据我国经济发展水平和财政实际支付能力,调整优化基本养老金替代率,适度提升养老金待遇水平;特别是对自愿性的城乡居民基本养老保险,要适度构建支付待遇激励机制,激发居民的参保积极性,从而实现基金收支的良性循环。

(三) 加快推进养老保险全国统筹

实现养老保险全国统筹,是解决不同层次、不同区域的养老金缺口、区域不公平、养老金待遇差距较大,养老保险转移接续困难、手续复杂阻碍人才流动等

问题的有效途径。2021 年年底，人力资源和社会保障部宣布开始实施养老保险全国统筹，在养老保险政策和基金收支管理制度上做出相应的统一规定。就目前而言，我国还存在统筹制度利益与责任分配关系模糊、保险运行精算有待完善、配套政策不足等问题。下一步，要继续从理论层面深化认识制度的责任分担与共济功能，高度重视养老保险基金保值增值、个人账户"空账"等历史遗留问题，理清区域间、各级政府间利益与责任分配关系；深化对我国人口老龄化背景下人口结构变化趋势研究，做好对养老保险基金收入和支出变动趋势、收支差额等精算分析工作，及时为政府注入资源支持并提供信息支撑；加强制度改革联动性，及时出台相关配套政策，提高政府制度改革统筹谋划和协调推进能力，实现改革的有效性。

（四）利用信息化手段提升养老保险基金运营效率

首先，要强化主体间责任，明确中央与地方各级部门的义务分工，构建中央战略指导、地方科学执行的垂直化养老保险基金管理体制，增强各级主体改革政策执行的意识和能力。其次，要利用好信息技术，通过数字政府和"金保工程"等搭建养老保险基金集中管理信息系统平台，在政府决策、养老保险业务经办和基金监管等环节实施科学管控，切实提高基金运营效率。最后，在基金预算管理上，要强化全国统筹基金监管，针对基金预算编制、执行、调剂和监督等流程制定统一的规范标准，协调财政、人社、税务等部门的合作监管机制，有效降低基金投资与管理风险，持续提升养老保险基金的公平性和有效性。

第二节　年金政策分析

年金作为"补充养老"及"雇员福利"，对提高养老保险待遇水平起着重要作用。我国年金包含企业年金和职业年金。本节对我国的企业年金政策与职业年金政策进行比较分析，此外针对企业年金，从方案内容、运营管理、投资管理、市场发展等多个角度进行具体分析，梳理企业年金发展现状，提出企业年金发展面临的问题与挑战，把握企业年金发展方向。

一、企业年金与职业年金的政策比较

企业年金是指企业及其职工在依法参加基本养老保险的基础上,自主建立的补充养老保险制度。职业年金是指机关事业单位及其工作人员在参加机关事业单位基本养老保险的基础上,建立的补充养老保险制度。根据《企业年金办法》(人力资源和社会保障部、财政部令 2017 年第 36 号)和《机关事业单位职业年金办法》(国办发〔2015〕18 号),企业年金和职业年金的参保对象、参保缴费、管理和待遇等如表 1-6 所示。

表 1-6　企业年金与职业年金政策比较

项目		企业年金	职业年金
参保对象		企业职工	机关事业单位在编职工
是否强制		自愿	强制
参保缴费	单位	企业缴费每年不超过本企业职工工资总额的 8%。企业缴费和职工个人缴费合计每年不超过本企业职工工资总额的 12%	个人缴费基数的 8%
	个人		个人缴费基数的 4%
管理		个人账户、完全积累、市场化投资。企业缴费应当按照企业年金方案确定的比例和办法计入职工企业年金个人账户,职工个人缴费计入本人企业年金个人账户	个人缴费实行实账积累。财政全额供款的单位,单位缴费根据单位提供的信息采取记账方式;非财政全额供款的单位,单位缴费实行实账积累
待遇		按月、分次或者一次性领取企业年金,将本人企业年金个人账户资金全部或者部分购买商业养老保险产品	按月领取。一次性购买商业养老保险产品,依据保险契约领取待遇;按照本人退休时对应的计发月数计发职业年金月待遇标准,发完为止

二、企业年金方案内容

(一) 订立、变更与终止

1. 订立

企业应当具备相应的经济负担能力,依法参加基本养老保险并履行缴费义务,企业在制订年金方案时应当与职工一方通过集体协商确定,形成方案应当提交职工代表大会或全体职工讨论通过,并报送所在地县级以上人民政府人力资源和社会保障行政部门,人力资源和社会保障行政部门自收到企业年金方案文本之日起 15 日内未提出异议的,企业年金方案即行生效。

2. 变更与终止

企业与职工一方可以根据本企业情况,按照国家政策规定,经协商一致后变更企业年金方案。变更后的企业年金方案应当经职工代表大会或者全体职工讨论通过,并重新报送人力资源和社会保障行政部门。企业因依法解散、被依法撤销或被依法宣告破产、遭遇不可抗力等,致使企业年金方案无法履行的,以及出现企业年金方案约定的其他终止条件的,企业年金方案终止。

企业应当在企业年金方案变更或终止后 10 日内报告人力资源和社会保障行政部门,并通知受托人。企业应当在企业年金方案终止后,按国家有关规定对企业年金基金进行清算。

（二）内容

企业年金方案应当包括参保对象、资金筹集与分配的比例和办法、账户管理、权益归属、基金管理、待遇计发和支付方式、方案的变更和终止、组织管理和监督方式、双方约定的其他事项等。

（三）资金筹集

企业年金基金由企业缴费、职工个人缴费及企业年金基金投资运营收益组成。企业缴费每年不超过本企业职工工资总额的 8%。企业缴费和职工个人缴费合计每年不超过本企业职工工资总额的 12%,职工个人缴费从本人工资中代扣代缴。具体所需费用,由企业和职工一方协商确定。如遇企业经营亏损、重组并购等当期不能继续缴费的情况,经与职工一方协商,可中止缴费,后期按照方案予以补缴。补缴的年限和金额不得超过实际中止缴费的年限和金额。

（四）账户管理

1. 账户计入

（1）计入个人账户

企业缴费应当按照企业年金方案确定的比例和办法计入职工企业年金个

人账户,职工个人缴费计入本人企业年金个人账户。企业应当合理确定本单位当期缴费计入个人账户的最高额与平均额的差距,企业当期缴费计入职工企业年金个人账户的最高额与平均额的差距不得超过 5 倍。

（2）计入企业账户

企业年金暂时未分配至职工个人账户的企业缴费及其投资收益,以及职工企业年金个人账户中未归属于职工个人的企业缴费及其投资收益计入企业账户。企业年金企业账户中的企业缴费及其投资收益应当按照企业年金方案确定的比例和办法计入职工企业年金个人账户。

2. 账户权益

个人账户中个人缴费及其投资收益自始归属于职工个人;企业缴费及其投资收益,企业与职工一方约定,可以自始归属于职工个人,也可以约定随着职工在本企业工作年限的增加逐步归属于职工个人,完全归属于职工个人的期限最长不超过 8 年。有下列情形之一的,职工企业年金个人账户中企业缴费及其投资收益完全归属于职工个人:

① 职工达到法定退休年龄、完全丧失劳动能力或者死亡的;

② 有《企业年金办法》第十二条规定的企业年金方案终止情形之一的;

③ 非因职工过错企业解除劳动合同的,或者因企业违反法律规定职工解除劳动合同的;

④ 劳动合同期满,出于企业原因不再续订劳动合同的;

⑤ 企业年金方案约定的其他情形。

3. 变动转移

职工变动工作单位时,原企业年金个人账户权益应当随新就业单位转移,新就业单位没有建立企业年金或者职工升学、参军、失业期间,原企业年金个人账户可以暂时由原管理机构继续管理,也可以由法人受托机构发起的集合计划设置的保留账户暂时管理。原受托人是企业年金理事会的,由企业与职工一方协商选择法人受托机构管理。

当企业年金方案终止后,职工原企业年金个人账户由法人受托机构发起的集合计划设置的保留账户暂时管理;原受托人是企业年金理事会的,由企业与职工一方协商选择法人受托机构管理。

4. 支付待遇

职工在达到国家规定的退休年龄或者完全丧失劳动能力时,可以从本人企业年金个人账户中按月、分次或者一次性领取企业年金,也可以将本人企业年金个人账户资金全部或者部分购买商业养老保险产品,依据保险合同领取待遇并享受相应的继承权。

出国(境)定居人员的企业年金个人账户资金,可以根据本人要求一次性支付给本人。

职工或者退休人员死亡后,其企业年金个人账户余额可以继承。

三、企业年金运营管理

(一) 受托人

1. 含义

由企业职工大会或者职工代表大会讨论确定企业年金受托人,受托管理企业年金基金,并与企业代表委托人签订受托管理合同。受托人可以是符合国家规定的法人受托机构或者企业年金理事会。

企业年金理事会应当由企业和职工代表组成,也可以聘请企业以外的专业人员参加,其中职工代表占比应不小于1/3。企业年金理事会除管理本企业的企业年金事务之外,不得从事其他任何形式的营业性活动。

2. 职责

受托人应当履行下列职责:

① 选择、监督、更换账户管理人、托管人、投资管理人。

② 制定企业年金基金战略资产配置策略。

③ 根据合同对企业年金基金管理进行监督。

④ 根据合同收取企业和职工缴费,向受益人支付企业年金待遇,并在合同中约定具体的履行方式。

⑤ 接受委托人查询,定期向委托人提交企业年金基金管理和财务会计报告。发生重大事件时,及时向委托人和有关监管部门报告;定期向有关监管部

门提交开展企业年金基金受托管理业务情况的报告。

⑥ 按照国家规定保存与企业年金基金管理有关的记录自合同终止之日起至少 15 年。

⑦ 国家规定和合同约定的其他职责。

（二）账户管理人

1. 含义

账户管理人是指接受受托人委托，管理企业年金基金账户的专业机构。

2. 职责

账户管理人应当履行下列职责：

① 建立企业年金基金企业账户和个人账户。

② 记录企业、职工缴费以及企业年金基金投资收益。

③ 定期与托管人核对缴费数据以及企业年金基金账户财产变化状况，及时将核对结果提交受托人。

④ 计算企业年金待遇。

⑤ 向企业和受益人提供企业年金基金企业账户和个人账户信息查询服务；向受益人提供年度权益报告。

⑥ 定期向受托人提交账户管理数据等信息以及企业年金基金账户管理报告；定期向有关监管部门提交开展企业年金基金账户管理业务情况的报告。

⑦ 按照国家规定保存企业年金基金账户管理档案自合同终止之日起至少 15 年。

⑧ 国家规定和合同约定的其他职责。

（三）托管人

1. 含义

托管人是指接受受托人委托，保管企业年金基金财产的商业银行。

2. 职责

托管人应当履行下列职责：

① 安全保管企业年金基金财产。

② 以企业年金基金名义开设基金财产的资金账户和证券账户等。

③ 对所托管的不同企业年金基金财产分别设置账户,确保基金财产的完整和独立。

④ 根据受托人指令,向投资管理人分配企业年金基金财产。

⑤ 及时办理清算、交割事宜。

⑥ 负责企业年金基金的会计核算和估值,复核、审查和确认投资管理人计算的基金财产净值。

⑦ 根据受托人指令,向受益人发放企业年金待遇。

⑧ 定期与账户管理人、投资管理人核对有关数据。

⑨ 按照规定监督投资管理人的投资运作,并定期向受托人报告投资监督情况。

⑩ 定期向受托人提交企业年金基金托管和财务会计报告;定期向有关监管部门提交开展企业年金基金托管业务情况的报告。

⑪ 按照国家规定保存企业年金基金托管业务活动记录、账册、报表和其他相关资料自合同终止之日起至少 15 年。

⑫ 国家规定和合同约定的其他职责。

（四）投资管理人

1. 含义

投资管理人是指接受受托人委托,投资管理企业年金基金财产的专业机构。

2. 职责

投资管理人应当履行下列职责:

① 对企业年金基金财产进行投资。

② 及时与托管人核对企业年金基金的会计核算和估值结果。

③ 建立企业年金基金投资管理风险准备金。

④ 定期向受托人提交企业年金基金投资管理报告;定期向有关监管部门提

交开展企业年金基金投资管理业务情况的报告。

⑤ 根据国家规定保存企业年金基金财产会计凭证、会计账簿、年度财务会计报告和投资记录自合同终止之日起至少 15 年。

⑥ 国家规定和合同约定的其他职责。

有下列情形之一的,投资管理人应当及时向受托人报告:

① 企业年金基金单位净值大幅波动的。

② 可能使企业年金基金财产受到重大影响的有关事项。

③ 国家规定和合同约定的其他情形。

企业年金各管理机构关系具体如图 1-1 所示。

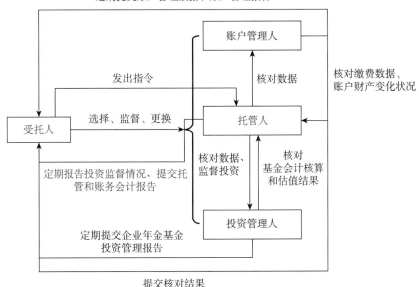

图 1-1　管理机构关系

四、企业年金投资管理

2004 年,劳动和社会保障部等四部门发布了《企业年金基金管理试行办法》,初步建立了企业年金基金市场化投资运营模式,明确了企业年金基金的基本治理框架。由于我国的资本市场发展不够成熟,不具备将企业年金这一特殊的投资基金自由合理运营的能力,因此我国采取了严格限制投资工具和投资比例的企业年金投资规则。该制度规定,我国企业年金基金可投资的资产类别包括流动性资产、固定收益类资产和权益类资产,并给出投资各个大类资产的上下限。

由于长时间内我国不具备良好的资本市场条件,投资工具单一,企业年金基金始终持保守态度,选择银行存款、国债等流动性好、风险较小的投资工具。2011年以后,我国逐渐开始扩大投资工具的范围,具体有2011年(人力资源社会保障部令第11号)、2013年(人力资源社会保障部令第23号)、2020年(人力资源社会保障部令第95号)三次改革。改革趋势主要体现在:第一,增加非传统投资工具的种类,如养老金产品、信托产品等,分散投资风险,增加投资收益;第二,扩大投资管理人的权限,引入集合计划,投资管理人可以根据不同养老金的风险收益特征选择产品,并可以根据市场变化进行动态调整,提高资源配置的灵活性从而降低投资损失;第三,放松对投资比例和投资区域的限制,提高权益类资产配置比例,放松境外投资限制。

目前,我国政策明确规定,企业年金基金投资管理应当遵循谨慎、分散风险的原则,充分考虑企业年金基金财产的安全性、收益性和流动性,实行专业化管理。采取"信托"模式,每个投资组合的企业年金基金财产应当由一个投资管理人管理,企业年金基金财产以投资组合为单位按照公允价值计算,每类金融产品占比不得高于政策规定投资组合企业年金基金财产净值比例,且投资管理人管理的企业年金基金财产投资于自己管理的金融产品须经受托人同意。其中,企业年金基金证券交易以现货和国务院规定的其他方式进行,不得用于向他人贷款和提供担保,且投资管理人不得从事使企业年金基金财产承担无限责任的投资。

1. 流动性资产

流动性资产一般指变现能力强、回收灵活性高的金融产品。例如,我国2011年(人力资源社会保障部令第11号)规定,投资银行活期存款、中央银行票据、债券回购等流动性产品的比例不得低于投资组合企业年金基金财产净值的5%,且将清算备付金、证券清算款以及一级市场证券申购资金视为流动性资产。

2. 固定收益类资产

固定收益类资产一般指银行定期存款、协议存款、国债、金融债、企业（公司）债、短期融资券、中期票据、万能保险产品等，其特点为收益不高但较稳定，风险也较小。2011 年（人力资源社会保障部令第 11 号）规定投资此类产品的比例不得高于投资组合企业年金基金财产净值的 95%，2013 年提高到不低于 135%，从而对固定收益类资产投资比例有所放松。

3. 权益类资产

权益类资产一般指股票、债券等风险大、回报率高的金融产品。2011 年（人力资源社会保障部令第 11 号）、2013 年（人力资源社会保障部令第 23 号）要求投资管理人投资此类产品的比例不得高于投资组合企业年金基金财产净值的 30%，直到 2020 年（人力资源社会保障部令第 95 号）将此投资比例逐步放松至 40%。

我国企业年金基金投资范围与比例改革具体如表 1-7 所示。

表 1-7 我国企业年金基金投资范围与比例改革

年份	投资范围	投资比例		
		流动性资产	固定收益类资产	权益类资产
2004	银行存款、国债、短期债券回购、信用等级在投资级以上的金融债和企业债、可转换债、投资性保险产品、证券投资基金、股票等	≥20%	≤50%	≤30%
2011	增加中央银行票据、万能保险产品、短期融资券和中期票据	≥5%	≤95%	≤30%
2013	增加商业银行理财产品、信托产品、基础设施债权投资计划、特定资产管理计划、股指期货	≥5%	≤135%	≤30%
2020	删除万能保险产品和投资连结保险产品，增加同业存单、政策性、开发性银行债券、信贷资产支持证券、资产支持票据等标准化债权类资产，以及国债期货境内投资和香港市场投资	≥5%	≤135%	≤40%

五、企业年金市场发展

2021 年 3 月,人力资源和社会保障部社会保险基金监管局发布的《全国企业年金基金业务数据摘要(2020 年度)》数据显示,截至 2020 年年底,全国 2 700 多万人参加企业年金,当年投资收益达 1 931.48 亿元,大大超过 2019 年的 1 258.23 亿元,加权平均收益率达到 10.30%,并且除 2008 年和 2011 年加权平均收益率为负外,其余年份皆大于 0,总体呈上升趋势(见表 1-8)。

表 1-8　2007—2020 年全国企业年金基金投资管理情况

年份	投资组合数(个)	资产金额(亿元)	当年加权平均收益率(%)
2007	212	154.63	41.00
2008	588	974.90	-1.83
2009	1 049	1 591.02	7.78
2010	1 504	2 452.98	3.41
2011	1 882	3 325.48	-0.78
2012	2 210	4 451.62	5.68
2013	2 519	5 783.60	3.67
2014	2 740	7 402.86	9.30
2015	2 993	9 260.30	9.88
2016	3 207	10 756.22	3.03
2017	3 568	12 537.57	5.00
2018	3 929	14 502.21	3.01
2019	4 327	17 689.96	8.30
2020	4 633	22 149.57	10.30
年平均	—	—	7.30

资料来源:人力资源和社会保障部社会保险基金监管局《全国企业年金基金业务数据摘要(2020 年度)》。

从投资收益率情况来看,2020 年整个资本市场呈现股强债弱的格局,企业年金基金固定收益类、含权益类组合的加权平均收益率分别为 5.30%、11.28%,

企业年金基金整体达到 10.30% 的收益率(见表 1-9)。其中,有 2 564 个组合的收益率超过 8%,资产金额占比超过 77%;仅有 9 个组合出现亏损,资产金额占比为 0.19%。

表 1-9 2020 年全国企业年金基金投资收益率情况

计划类型	组合类型	样本组合数 (个)	样本期末资产金额 (亿元)	当年加权平均收益率 (%)
单一计划	固定收益类	1 018	2 313.16	5.29
	含权益类	2 700	16 702.78	11.28
	合计	3 718	19 015.94	10.50
集合计划	固定收益类	67	905.53	5.33
	含权益类	116	1 000.74	11.42
	合计	183	1 906.27	8.44
其他计划	固定收益类	10	8.07	5.17
	含权益类	8	12.65	9.74
	合计	18	20.72	7.87
全部	固定收益类	1 095	3 226.76	5.30
	含权益类	2 824	17 716.17	11.28
	合计	3 919	20 942.93	10.30

资料来源:人力资源和社会保障部社会保险基金监管局《全国企业年金基金业务数据摘要(2020 年度)》。

六、企业年金发展面临的问题与挑战

自 2004 年《企业年金试行办法》开始施行,至今发展了近二十年的时间,作为我国养老保障体系第二支柱,企业年金在一定程度上分担了第一支柱基本养老保险的基金压力,但就目前实际运营情况来看,其仍存在诸多问题与挑战。

(一)覆盖范围有限

据人力资源和社会保障部社会保险基金监管局《全国企业年金基金业务数据摘要(2021 年度)》统计,截至 2021 年年底,我国建立企业年金的企业数量达到 11.7 万家，参与职工 2 875 万人，累计缴纳基金费用达 2.6 万亿元。而根据 2021 年人口普查数据，我国适龄的劳动人口有 8.8 亿人，企业年金参保人数占比仅为 3.3%，企业法人单位总数约 2 100 万，企业年金覆盖企业占比仅为 0.56%。企业年金不管是参保人数还是基金规模均远落后于第一支柱，其对基本养老保险的补充作用不容乐观。

（二）账户管理不完善

市场经济条件下，员工流动是常态。虽然《企业年金办法》对职工变动工作单位时企业年金个人账户权益转移进行了原则性规定，但缺乏转移接续标准化流程，实际操作存在难点，职工福利可能受损。

另外，账户缺乏灵活性，与生命周期资金需求不匹配。对于参加企业年金的职工来讲，企业年金缴纳和积累的资金量较大。职工年轻时对住房、结婚、养育等方面的资金需求较大，但企业年金只有在退休后才可以领取，与年轻职工的资金需求并不匹配。

（三）缴存激励不足，参与积极性不强

企业年金是用人单位在参加城镇职工基本养老保险的基础上，根据自身情况自愿建立的补充养老保险制度。参与自愿也就意味着企业趋利避害、生存为先的先天特征，使其参保时不得不考虑自身成本与利润回报。目前而言，我国参与企业年金的企业类型呈现以国有大中型企业为主、民营及其他企业较少的失衡局面。以国有企业为主，也是上级监管部门的政策要求。企业年金是一项企业支出，而其对人才的吸引力有限，激励效能缺失，加上长期以来我国企业年金投资收益水平较低，使得企业特别是规模较小、效益不稳定的民营企业对企业年金缺乏参与积极性，阻碍了我国企业年金的规模扩张与发展。

七、企业年金发展方向

（一）完善激励机制，扩大参与覆盖面

如前所述，我国企业年金覆盖率较低，企业参与类型呈现以国有大中型企

业为主、民营及其他企业较少的失衡局面。未来,可积极探索企业年金成本税前列支、提高免税比例等政策措施,降低企业和个人相关成本支出,提高其参与积极性。同时,在准入条件上,政府可适当放宽企业参与条件,构建高效的监督管理机制,如缩短连续三年盈利的时间要求等,给予中小企业参与机会,有效扩大参与覆盖面。

(二) 完善企业年金账户管理

一方面,应出台企业年金个人账户转移接续操作指南,建立标准化的衔接流程,保障流动职工企业年金权益不受损;另一方面,应增强个人账户的灵活性,以更好地利用企业年金积累资金为职工全生命周期服务。例如,可以允许企业年金积累资金作为贷款融资的担保资金,当职工有资金需求时,可以降低贷款成本;也可以打通企业年金账户和公积金账户,职工年轻时解决住房需求,年老时则解决养老需求。

(三) 规范资本市场秩序,构建良好的投资管理机制

在提高参与率的基础上,通过专业化投资实现企业年金基金保值增值才是企业年金得以成熟发展的关键。企业年金主要采用个人账户完全积累的筹资模式,长期以来我国企业年金基金投资主要以银行存款、购买国债等稳健性投资方式为主,风险小而收益低,难以起到良好的保障与激励作用。未来,在允许投资组合多元化,不断鼓励开发金融创新产品,完善基金运营的同时,可加大资本市场监管力度,完善资本市场运行规则,进而提高基金投资收益率,实现资本市场与养老保障体系的健康发展。

(四) 完善各项配套措施,实现协调发展

未来,针对我国东西部地区经济发展差异、企业参与类型结构失衡以及与机关事业单位职业年金存在差距等问题,政府须加大对落后地区、中小企业的财政支持和税收优惠力度,减轻其企业年金缴存压力。同时,应出台企业年金相关配套法律法规进行法治保障。

第三节　个人账户养老金政策分析

　　个人或家庭自主安排的以退休为目的的养老储蓄是我国养老保障体系的第三支柱，是实现我国养老保险制度可持续发展的重要举措。本节分析我国个人账户养老金政策，并与美国个人退休账户进行对比分析，提出我国个人账户养老金发展面临的问题及改革完善措施。

一、第三支柱养老金政策

　　1991 年，国务院《关于企业职工养老保险制度改革的决定》提出，要逐步建立国家主导的基本养老保险、单位主导的企业补充养老保险和个人储蓄养老保险相结合的三支柱养老保障体系。如前所述，经过我国长期的实践探索，第一支柱基本养老保险以及第二支柱企业年金和职业年金已初具规模；而对于第三支柱，个人账户养老金和商业养老保险则起步较晚，处于相对缺位状态。2017 年 7 月 4 日，国务院办公厅发布《关于加快发展商业养老保险的若干意见》，明确指出商业保险机构作为商业保险发展的主导者，应充分发挥行业优势，在商业养老保险产品、企业（职业）年金计划等产品和服务上，给予充足供给与创新。2018 年 4 月 2 日，财政部等五部门颁布《关于开展个人税收递延型商业养老保险试点的通知》，上海市、福建省（含厦门市）和苏州工业园区展开了个人税收递延型商业养老保险模式探索。2022 年 4 月 21 日国务院办公厅发布《关于推动个人养老金发展的意见》和 2022 年 11 月 4 日人力资源和社会保障部、财政部等五部门联合发布《个人养老金实施办法》，标志着我国个人账户养老金进入新的发展阶段。

二、中国与美国个人账户养老金政策比较分析

（一）中国个人账户养老金

　　个人养老金也称个人账户养老金，是指政府政策支持、个人自愿参加、市场

化运营、实现养老保障补充功能的制度。

1. 适用对象

在中国境内参加城镇职工基本养老保险或者城乡居民基本养老保险的劳动者，可以参加个人养老金。

2. 缴费水平

参加人每年缴纳个人养老金额度上限为 12 000 元。

3. 税收优惠

自 2022 年 1 月 1 日起，对个人养老金实施递延纳税优惠政策。

（1）缴费税前扣除

在缴费环节，个人向个人养老金资金账户的缴费，按照 12 000 元/年的限额标准，从综合所得或经营所得中据实扣除。

（2）投资收益不征税

在投资环节，计入个人养老金资金账户的投资收益暂不征收个人所得税。

（3）领取征税

在领取环节，个人领取的个人养老金不并入综合所得，单独按照 3% 的税率计算缴纳个人所得税，其缴纳的税款计入"工资、薪金所得"项目。

4. 制度模式

个人养老金实行个人账户制，缴费完全由参加人个人承担，自主选择购买符合规定的储蓄存款、理财产品、商业养老保险、公募基金等金融产品（以下统称"个人养老金产品"），实行完全积累，按照国家有关规定享受税收优惠政策。参加人参加个人养老金，应当通过全国统一线上服务入口或者商业银行渠道，在信息平台开立个人养老金账户；其他个人养老金产品销售机构可以通过商业银行渠道，协助参加人在信息平台在线开立个人养老金账户。个人养老金资金账户实行封闭运行，其权益归参加人所有，一般不得提前支取。参加人变更个人养老金资金账户开户银行时，应当经信息平台核验后，将原个人养老金资金账户内的资金转移至新的个人养老金资金账户并注销原资金账户。

5. 养老金领取

参加人达到领取基本养老金年龄、完全丧失劳动能力、出国（境）定居，或者具有符合国家规定的其他情形,经信息平台核验领取条件后,可以按月、分次或者一次性领取个人养老金,领取方式一经确定不得更改。参加人按月领取时,可以按照基本养老保险确定的计发月数逐月领取,也可以按照自己选定的领取月数逐月领取,领完为止;或者按照自己确定的固定额度逐月领取,领完为止。参加人选取分次领取的,应选定领取期限,明确领取次数或方式,领完为止。领取时,应将个人养老金由个人养老金资金账户转入本人社会保障卡银行账户。参加人身故的,其个人养老金资金账户内的资金可以继承。

（二）美国个人退休账户

与中国相比,属于第三支柱的美国个人退休账户(Individual Retirement Account/Annuity, IRA)计划已发展成为一个较成熟、完整的体系。IRA 计划建立于 1974 年的《雇员退休收入保障法》(ERISA),即传统 IRA 计划,旨在为未参加其他退休计划的劳动群体或个人提供资金保障,以及为企业年金计划在个人账户结转提供便利。20 世纪 80 年代到 90 年代,IRA 计划快速发展,政府根据《收入法》《税收改革法》和《小企业工作保护法》开创了由雇主发起的三类 IRA 计划:简易雇员养老计划(SEP IRA),工薪减税简易雇员养老计划(SAR-SEP IRA)和激励雇员储蓄计划(SIM-PLE IRA)。1997 年,美国又建立了另一种私人性质的罗斯 IRA。该计划目标对象广泛,税收与转账机制完善。在资产数量上,IRA 基金是整个美国养老金体系中占比最大的一部分。截至 2020 年,美国个人储蓄养老保险规模近 14.8 万亿美元,在养老金体系中占比达 38.7%。

1. 适用对象

美国 IRA 适用于在工作中没有被其他退休计划覆盖的人群、年龄在 70.5 岁以下的所有纳税人、独资和合伙企业自雇个人、非营利企业、政府部门和自雇劳动者等,覆盖群体相当广泛。

2. 账户来源

美国 IRA 由传统 IRA 和罗斯 IRA 组成,美国联邦政府提供税收优惠,个人自愿参与。

3. 征缴模式

美国 IRA 征缴实行延迟纳税(EET)和只对缴费征税(TEE)相结合的模式。

（1）传统 IRA（EET 模式）

传统 IRA 由个人委托符合条件的第三方金融机构管理，在缴费数额和投资收益方面可享受延迟纳税优惠。其中，缴费数额的延迟纳税须在一定个人调整后总收入（Adjusted Gross Income，AGI）水平以下，超过则需当期部分纳税或取出时就本金和收益纳税。

（2）罗斯 IRA（TEE 模式）

罗斯 IRA 不可享受税前缴费优惠，在一定 AGI 限制下才可参加或部分参加，而在投资收益与养老金领取环节可享受免税优惠。罗斯 IRA 投资选择范围广泛，有国债、定期存单、股票、债券和共同基金等，且领取条件相对宽松。

（3）SEP IRA（EET 模式）

SEP IRA 是由雇主建立的退休计划。雇主在自主原则下为合格员工全额缴费，缴费金额灵活，参加雇员必须建立一个传统 IRA。SEP IRA 缴费不需要纳税，其分配、投资等规则与传统 IRA 一致。

（4）SAR-SEP IRA（EET 模式）

SAR-SEP IRA 允许雇员通过代扣代缴工资的形式进行税前缴费，其特别针对雇员不足 25 人的微型企业，减轻了 SEP IRA 中雇主完全缴费的压力。

（5）SIM-PLE IRA（EET 模式）

SIM-PLE IRA 是为独资企业、合伙企业雇主建立的退休计划，适用于 100 人以下且无其他退休计划的公司。雇主每年必须缴费，允许雇主缴费进行税前扣除；雇员缴费不纳税，但领取养老金时需纳税。

4. 管理原则

美国 IRA 计划缴费多少、选择何种金融产品进行投资等以个人偏好为主，退休计划多样化，不同类型之间的资产可以相互转移，具有很强的灵活性以及严格的领取规则与处罚机制，且缴费上限和税收优惠减免规则依据国家经济状况动态调整。

三、中国个人账户养老金发展面临的问题

（一）受益对象范围有限

当前我国个人账户养老金主要采取减免个人所得税作为参保激励措施,因此仅对部分较高收入群体有一定的激励作用,广大中低收入群体难以获得激励,激励效果比较有限。此外,对于高收入群体,每年限额 12 000 元对他们的激励效果也是有限的。同时,个人账户养老金需要参加人选择投资产品,而这要求参加人具备一定的金融知识,但是基于我国国情,大量潜在参加人可能并不具备基本的金融知识,这也极大地限制了受益对象范围。

（二）养老金产品市场不成熟

自 2023 年试点以来,银行、保险、基金、信托等已初步开发相应的第三支柱养老金产品。然而,目前产品以稳健性为主且收益率低,此外类型单一,难以保障个性化需求。同时,养老金产品透明度不高,参加人难以做投资选择。从市场规范性来看,我国金融行业起步晚,金融监管制度建设和监管经验不足,难以有效避免投资诱导、欺骗行为,使得民众对第三支柱养老金的参与积极性不高,多数消费者对养老市场持保守观望态度。

四、中国个人账户养老金的改革完善措施

（一）完善个人账户制度,提高管理效率

个人账户制度具有一定的灵活自主性,符合我国第三支柱的需求。然而,要有效实施个人账户制度,需要完善信息平台和加强管理责任。第一,在完善信息平台上,可建立养老保障体系三支柱统一的信息平台,简化办理程序,实现信息共享与有效管理,降低运营成本。第二,在加强管理责任上,应明确部门管理的权力与义务,建立沟通协调与监督机制,探索设立配套法律法规,提高信息监督的透明度,有效保障参加人的知情权。

（二）加大税收激励，扩大参保范围

目前我国个人账户养老金缴费试点采用的是延迟纳税的 EET 模式，即在退休领取养老金时纳税，适用于有工作单位的职工群体，方便企业代扣代缴。个人账户养老金建设终究要使全国人民广泛受益，务必考虑政策的公平性，因而可针对个体工商户、自由职业者、失业人员等主体积极探索 TEE 模式，特别是对于中低收入群体以及收入不稳定群体，缴费时纳税而后期免税的模式有助于稳定参加人的收入。建议对低收入群体缴纳个人账户养老金时给予财政补贴，进行参保激励，这有助于改善收入分配，扩大参保范围。

（三）积极开发养老金产品，提高金融市场规范性

个人账户养老金实行完全积累，保证养老金产品获得长期、稳定、可靠的投资收益，实现养老保险基金保值增值，是个人账户养老金良性运行的关键。在产品开发上，应发挥个人的自主性，针对不同收入群体的抗风险能力和特征需求，设计适合的养老金产品。同时，应提高养老金产品的透明度，让投资者清楚地认识其投资收益和面临的风险。此外，政府应加大金融市场监督力度，有效规范投资行为与基金管理，可探索建立养老保险基金投资咨询窗口，向大众普及投资理财知识，有效避免投资的盲目性。

五、产业机遇

随着人口老龄化程度的加深，基本养老保险的负担日益加重，且养老金替代率仍有下降趋势。为了保障劳动者退休后生活水平不下降，必须依靠年金以及个人账户养老金等补充养老保险。因此，年金和个人账户养老金等未来都将有较大的发展，特别是机关事业单位职业年金属于强制性，其市场空间将逐步扩大。但年金和个人账户养老金都属于缴费确定型产品，账户资金支付完毕即终止，老年人必须自身面对长寿风险。因此，用年金和个人账户养老金购买分散老年人长寿风险的保险产品是一种有效的选择；同时，年金领取还面临税收筹划问题，即保险公司、税收筹划师等将迎来较大的产业机遇。保险公司可以

根据老年人的偏好特点,开发出不同类型的保险产品供老年人选择;另外,养老金是养老产业发展的基础,可以统筹整合养老金产品与养老产业发展。与此同时,企业年金和个人账户养老金都采取市场化运营,给予银行、证券公司、基金管理公司等一定的发展机会,关键是其要开发出满足不同风险偏好的适老化产品。

第二章

医疗保障政策分析

医疗保障是抵御疾病经济风险、保障人民看得起病、促进健康公平的最主要的制度安排。本章在介绍中国基本医疗保险制度改革历程、医疗保障现有制度框架的基础上,重点介绍我国医疗保险费用控制与支付方式改革,并分析典型的地方医疗保障制度改革案例。

第一节　医疗保障政策概述

本节在介绍我国城镇职工基本医疗保险、城乡居民基本医疗保险的改革历程的基础上,重点分析当前我国医疗保障制度的改革方向。

一、中国基本医疗保险制度的改革历程

(一)城镇职工基本医疗保险制度的改革

1. 公费、劳保医疗制度

1951 年政务院颁布《中华人民共和国劳动保险条例》,1952 年政务院发布《关于全国各级人民政府、党派、团体及所属事业单位的国家工作人员实行公费医疗预防的指示》,标志着劳保医疗制度和公费医疗制度开始实施。

公费医疗制度和劳保医疗制度具有以下特点：第一，公费医疗主要覆盖国家工作人员、革命残废军人、在校学生及乡干部；劳保医疗则不仅覆盖企业工人，还把职工供养直系亲属纳入覆盖范围。第二，接近免费的医疗待遇。第三，公费医疗资金来自财政预算，劳保医疗资金则主要由企业负担。

2. 城镇职工基本医疗保险的建立

早在 20 世纪 80 年代初，一些企业和地方就已经开始自发地对传统职工医疗保障制度进行改革探索，如采用医疗费用定额包干以及实行医疗费用支付与个人利益挂钩的办法等。1993 年，党的十四届三中全会通过的《中共中央关于建立社会主义市场经济体制若干问题的决定》中指出，建立合理的社会保障制度，城镇职工养老和医疗保险金由单位和个人共同负担，实行社会统筹与个人账户相结合。1994 年，按照党的十四届三中全会决定要求，国务院决定在江苏省镇江市、江西省九江市进行社会医疗保险制度改革试点，为全国医疗保险制度改革探路。1994 年 4 月 14 日，国家体改委、财政部、劳动部、卫生部向江苏省、江西省人民政府印发了《关于职工医疗制度改革的试点意见》。"两江"试点的核心是探索"统账结合"的社会医疗保险制度，重点解决单位和个人的缴费责任与缴费比例问题，建立社会统筹医疗保险基金和职工个人医疗保险账户，以及设定医疗保险的保障范围和职工的待遇水平；探索定点医疗机构的管理机制，通过支付机制的建立，规范供方服务行为；从制度层面防范逆向选择和道德风险。1996 年 4 月，国务院办公厅在镇江召开"全国职工医疗保障制度改革扩大试点工作会议"，会上传达、部署了国务院批准的《关于职工医疗保障制度改革扩大试点的意见》。此后，全国 29 个省、市、自治区的 58 个城市申请参加试点，有 20 多个省份的 40 多个城市的医疗保险改革方案获准试点。1998 年 12 月，国务院召开全国医疗保险制度改革工作会议，发布了《关于建立城镇职工基本医疗保险制度的决定》，明确了医疗保险制度改革的目标任务、基本原则和政策框架，要求在全国范围内建立覆盖全体城镇职工的基本医疗保险制度。

第一，拓宽了医疗保险覆盖范围。公费医疗制度、劳保医疗制度主要覆盖机关事业单位人员和国有企业职工，而城镇职工基本医疗保险制度把覆盖范围拓宽到城镇所有的用人单位及其职工和退休人员，企业（国有企业、集体企业、外商投资企业、私营企业等)、机关、事业单位、社会团体、民办非企业单位及其职工都参加统一的基本医疗保险制度。

第二,基本医疗保险需个人缴费,并建立了费用分担机制。公费医疗、劳保医疗个人不缴费,而基本医疗保险费由用人单位和个人共同缴纳。个人缴费进入个人账户;用人单位缴纳的基本医疗保险费分为两部分,一部分用于建立统筹基金,另一部分划入个人账户。划入个人账户的比例一般为用人单位缴费的30%左右,具体比例由统筹地区根据个人账户的支付范围和职工年龄等因素确定。个人账户资金主要支付门诊医疗费用,统筹基金主要支付住院医疗费用。门诊医疗个人账户资金用完后职工自付;住院医疗职工不仅要先承担起付线部分的医疗费用,还要承担起付线以上封顶线以下部分的医疗费用,医疗费用超过封顶部分全部由患者自付或者通过其他保险方式解决。

第三,职工医疗由单位保障向社会保障转变。公费医疗资金来源于财政预算,包干使用,保障水平取决于财政收入预算。劳保医疗资金由各单位自行承担,保障水平取决于各单位效益,不同单位之间缺乏互济性。城镇职工基本医疗保险则由各用人单位缴费建立统筹基金,统筹地区统一管理和使用,有利于增强互济性,提高基金的抗风险能力。

(二) 城乡居民基本医疗保险制度的改革

1. 农村合作医疗

在计划经济时代,我国农村地区实行合作医疗制度。这一时期合作医疗具有以下特点:其一,合作医疗基金来源于参加合作医疗的个人和集体(公益金),随着集体经济的不断发展,逐步扩大集体负担部分;其二,合作医疗培养出了一大批土生土长的"赤脚医生",有力地改变了广大农村地区缺医少药的状况,保障了农民的身心健康。1979 年 12 月,卫生部、农业部、财政部、国家医药总局、全国供销合作总社联合发布《农村合作医疗章程(试行草案)》。它是第一个由政府部门发布的有关农村医疗保障的正式规范性文件,指出了农村合作医疗制度的发展,对于改变农村地区缺医少药状况、保护社员身体健康发挥了积极作用。

2. 农村合作医疗的瓦解与新型农村合作医疗的建立

改革开放以后,农村实行家庭联产承包责任制,集体经济瓦解,合作医疗赖以存在的经济基础不复存在;同时,合作医疗在运行过程中存在管理不善、监督不力等问题,导致农村合作医疗大面积解体,濒临崩溃。到 1989 年,实行农村合作医疗的行政村只占全国行政村总数的 4.80%,跌入农村合作医疗的低谷。

2003 年 1 月,国务院办公厅转发卫生部、财政部、农业部《关于建立新型农村合作医疗制度的意见》。同年,新型农村合作医疗在全国 310 个县(县级市)开始试点。与原农村合作医疗相比,新型农村合作医疗主要有以下特点:

第一,首次明确了各级财政的责任。新型农村合作医疗要求农民以家庭为单位自愿参加,乡(镇)、村集体要给予资金扶持,中央和地方各级财政每年要安排一定的专项资金予以支持。明确地方财政每年对参加新型农村合作医疗农民的资助不低于人均 10 元;从 2003 年起,中央财政每年通过专项转移支付对中西部地区除市区以外的参加新型农村合作医疗的农民按人均 10 元安排补助资金,此后逐年增加。

第二,提高了统筹层次。新型农村合作医疗制度一般采取以县(县级市)为单位进行统筹,而原农村合作医疗一般在大队内统一管理。统筹层次的提高,增强了基金的抗风险能力。

第三,以大病统筹为主。原农村合作医疗主要依靠"赤脚医生"和卫生员利用本地的中医药资源治疗常见病和多发病,注重疾病预防;而新型农村合作医疗基金主要补助参加新型农村合作医疗农民的大额医疗费用或住院医疗费用。

3. 城乡居民基本医疗保险制度的建立

至 2007 年,城镇仍有相当部分居民没有被医疗保险制度覆盖。为实现基本建立覆盖城乡全体居民的医疗保障体系的目标,国务院决定,从 2007 年起开展城镇居民基本医疗保险试点。为统筹城乡发展,2016 年 1 月,国务院发布《关于整合城乡居民基本医疗保险制度的意见》,决定整合城镇居民基本医疗保险和新型农村合作医疗两项制度,建立统一的城乡居民基本医疗保险制度,明确城镇居民基本医疗保险制度与新型农村合作医疗制度在覆盖范围、筹资政策、保障待遇、医保目录、定点管理、基金管理六个方面实现统一。

二、当前中国基本医疗保障的制度框架

以党的十九大召开为标志,为贯彻"按照兜底线、织密网、建机制的要求,全面建成覆盖全民、城乡统筹、权责清晰、保障适度、可持续的多层次社会保障体系"的十九大精神,中国医疗保障制度改革发展进入全面建成中国特色医疗保障体系时期。2018 年,国家医疗保障局成立,开启了新时代医疗保障制度改革的新征程。2020 年,中共中央、国务院印发《关于深化医疗保障制度改革的意见》,对新时代医疗保障制度的发展方向做出了重要的顶层设计。

(一)城镇职工基本医疗保险

城镇职工基本医疗保险是我国基本医疗保障体系的组成之一,是为补偿劳动者因疾病风险遭受经济损失而建立的一项社会保险制度。通过用人单位和个人缴费,建立医疗保险基金,参保人员患病就诊发生医疗费用后,由医疗保障经办机构给予一定的经济补偿,以避免或减轻劳动者因患病、治疗等所承受的经济风险。

1. 参保范围

城镇所有用人单位,包括企业(国有企业、集体企业、外商投资企业、私营企业等)、机关、事业单位、社会团体、民办非企业单位及其职工,都要参加基本医疗保险。乡镇企业及其职工、城镇个体经济组织业主及其从业人员是否参加基本医疗保险,由各省、自治区、直辖市人民政府决定。基本医疗保险原则上以地级以上行政区(包括地、市、州、盟)为统筹单位,也可以县(市)为统筹单位,北京、天津、上海 3 个直辖市原则上在全市范围内实行统筹(以下简称"统筹地区")。所有用人单位及其职工都要按照属地管理原则参加所在统筹地区的基本医疗保险,执行统一政策,实行基本医疗保险基金的统一筹集、使用和管理。铁路、电力、远洋运输等跨地区、生产流动性较大的企业及其职工,可采用相对集中的方式异地参加统筹地区的基本医疗保险。

2. 筹资标准

城镇职工基本医疗保险费由用人单位和职工共同缴纳。用人单位缴费率

应控制在职工工资总额的 6% 左右,职工缴费率一般为本人工资收入的 2%。

3. 基金管理

城镇职工基本医疗保险实行社会统筹与个人账户相结合的原则。单位缴纳的基本医疗保险费全部计入统筹基金。个人缴纳的基本医疗保险费计入在职职工个人账户,计入标准原则上控制在本人参保缴费基数的 2%。退休人员个人账户原则上由统筹基金按定额划入,划入额度逐步调整到统筹地区根据《国务院办公厅关于建立健全职工基本医疗保险门诊共济保障机制的指导意见》实施改革当年基本养老金平均水平的 2% 左右。

4. 医疗保险待遇

(1) 享受待遇条件

在职职工(含灵活就业人员、个体工商户等)只有根据规定按时缴纳医疗保险费,才能享受职工基本医疗保险待遇。参保单位或个人出于各种原因中断缴纳职工医疗保险费的,一般中断缴费次月起将不再享受医疗保险待遇。退休人员参加基本医疗保险的,个人不缴纳基本医疗保险费。但是,各地对退休人员享受医疗保险待遇有明确的条件,一般包括:第一,达到国家规定退休年龄,办理退休手续;第二,达到规定的最低缴费年限(部分城市退休职工享受医疗保险待遇最低缴费年限如表 2-1 所示);第三,其他条件。

表 2-1　部分城市退休职工享受医疗保险待遇最低缴费年限

	最低缴费年限	城市
分性别	男性满 30 年,女性满 25 年	济南、石家庄、南昌、长沙、武汉、西安、重庆、东莞、哈尔滨、长春、兰州、海口、银川、贵阳
	男性满 25 年,女性满 20 年	南京、苏州、北京、天津、厦门、合肥、南宁、太原、郑州、昆明、乌鲁木齐
不分性别	15 年	上海、广州、成都(在 2009 年 1 月 1 日前初次参保)
	20 年	杭州、成都(在 2009 年 1 月 1 日后初次参保)、呼和浩特(在 2009 年 12 月 1 日后参保)
	25 年	深圳、沈阳、福州

同时,职工享受医疗保险待遇,必须在定点医院就医或定点药店购药。医

保部门还规定了"三个目录"——基本医疗保险药品目录、诊疗项目目录和医疗服务设施目录——的报销范围，只有符合三个目录内的费用才能纳入医疗保险报销范围。

（2）待遇水平

医疗保险待遇包括统筹基金支付的待遇和个人账户支付的待遇。

① 统筹基金支付的待遇。统筹基金支付的待遇包括住院报销待遇和门诊统筹待遇。不管是住院报销待遇还是门诊统筹待遇，统筹基金一般只报销起付标准以上、最高支付限额以下的部分医疗费用。因此，各地对统筹基金的起付标准、最高支付限额和报销比例都有明确的规定，但具体起付标准、最高支付限额以及在起付标准以上和最高支付限额以下医疗费用的个人负担比例，由统筹地区根据以收定支、收支平衡的原则确定。

当前，起付标准原则上控制在当地职工年平均工资的 10% 左右，各统筹地区根据医院等级、年内就医次数、职工年龄等特征具体规定。最高支付限额原则上控制在当地职工年平均工资的 6 倍左右。起付标准以下的医疗费用，从个人账户中支付或由个人自付。起付标准以上、最高支付限额以下的医疗费用，主要从统筹基金中支付，个人也要负担一定比例。超过最高支付限额的医疗费用，可以通过商业医疗保险等途径解决。

2021 年 4 月 22 日，国务院办公厅发布《关于建立健全职工基本医疗保险门诊共济保障机制的指导意见》，进一步增强了医疗保险的统筹共济功能。

第一，门诊统筹逐步由病种保障向费用保障过渡。建立完善职工医保普通门诊费用统筹保障机制，在做好高血压、糖尿病等群众负担较重的门诊慢性病、特殊疾病（以下统称"门诊慢特病"）医疗保障工作的基础上，逐步将多发病、常见病的普通门诊费用纳入统筹基金支付范围。根据医保基金承受能力，逐步扩大由统筹基金支付的门诊慢特病病种范围，将部分治疗周期长、对健康损害大、费用负担重的疾病门诊费用纳入共济保障，对部分适合在门诊开展、比住院更经济方便的特殊治疗，可参照住院待遇进行管理。在逐步扩大保障病种的基础上，健全门诊共济保障机制，逐步由病种保障向费用保障过渡。

第二，普通门诊统筹覆盖职工医保全体参保人员，政策范围内支付比例从 50% 起步，随着医保基金承受能力的增强逐步提高保障水平，待遇支付可适当向退休人员倾斜。

第三，将符合条件的定点零售药店提供的用药保障服务纳入门诊保障范围，支持外配处方在定点零售药店结算和配药，充分发挥定点零售药店便民、可及的作用。

第四，探索将符合条件的"互联网+"医疗服务纳入保障范围。

② 个人账户支付的待遇。个人账户主要用于支付参保人员在定点医疗机构或定点零售药店发生的政策范围内自付费用，可以用于支付参保人员本人及其配偶、父母、子女在定点医疗机构就医发生的由个人负担的医疗费用，以及在定点零售药店购买药品、医疗器械、医用耗材发生的由个人负担的费用。国家探索个人账户用于配偶、父母、子女参加城乡居民基本医疗保险等的个人缴费。个人账户不得用于公共卫生费用、体育健身或养生保健消费等不属于基本医疗保险保障范围的支出。

（二）城乡居民基本医疗保险

城乡居民基本医疗保险是我国基本医疗保障体系的组成之一，是在整合城镇居民基本医疗保险、新型农村合作医疗的基础上建立的城乡统一的居民基本医疗保险制度。作为我国全民基本医疗保障体系的重要组成部分，城乡居民基本医疗保险基金的筹集以参保人员个人缴费为主，各级政府财政补助为补充，在此基础上实现医保待遇、定点机构、基金监管等方面的统一。城乡居民基本医疗保险制度的整合是推进医药卫生体制改革、促进城乡居民医疗保险权益公平公正、不断增进人民群众福祉的重大举措。

1. 参保范围

城镇中不属于城镇职工基本医疗保险制度覆盖范围的学生（包括大学生）、少年儿童和其他非从业城镇居民以及所有农村居民，都可自愿参加城乡居民基本医疗保险。

2. 筹资标准

2022 年，国家医保局、财政部、国家税务总局《关于做好 2022 年城乡居民基本医疗保障工作的通知》指出，各级财政继续加大对居民医保参保缴费补助力度，人均财政补助标准新增 30 元，达到每人每年不低于 610 元，同步提高个人缴费标准 30 元,达到每人每年 350 元。中央财政继续按规定对地方实施分档补助,对西部、中部地区分别按照人均财政补助标准 80%、60% 的比例给予补助,对东部地区各省份分别按一定比例补助。

3. 待遇支付

2022 年,国家医保局、财政部、国家税务总局《关于做好 2022 年城乡居民基本医疗保障工作的通知》指出,要坚持"以收定支、收支平衡、略有结余"原则,尽力而为、量力而行,统筹发挥基本医保、大病保险和医疗救助三重制度综合保障效能,科学合理确定基本医保保障水平。稳定居民医保住院待遇水平,确保政策范围内基金支付比例稳定在 70% 左右。完善门诊保障措施,继续做好高血压、糖尿病门诊用药保障,健全门诊慢性病、特殊疾病保障。增强大病保险、医疗救助门诊保障功能,探索将政策范围内的门诊高额医疗费用纳入大病保险合规医疗费用计算口径,统筹门诊和住院救助资金使用,共用年度救助限额。合理提高居民医保生育医疗费用保障水平,切实支持三孩生育政策,减轻生育医疗费用负担,促进人口长期均衡发展。

城镇职工基本医疗保险与城乡居民基本医疗保险比较如表 2-2 所示。

表 2-2 城镇职工基本医疗保险与城乡居民基本医疗保险比较

项目	城镇职工基本医疗保险	城乡居民基本医疗保险
对象	城镇所有用人单位及其职工和退休人员	覆盖除城镇职工基本医疗保险应参保人员以外的其他所有城乡居民。农民工和灵活就业人员依法参加城镇职工基本医疗保险,有困难的可按照当地规定参加城乡居民基本医疗保险
参保	强制参与	自愿参与(农村以家庭为单位)
筹资	单位缴费+个人缴费,退休职工不缴费	政府补助,个人缴费
基金模式	统筹基金+个人账户	统筹基金
保障范围	住院费用+门诊费用	
管理服务	两定点,三目录,起付线,封顶线,共付制	

（三）城乡居民大病保险

1. 保障对象

城乡居民大病保险对居民医保参保患者发生的符合规定的高额医疗费用给予进一步保障。

2. 基金筹集

2015 年国务院办公厅《关于全面实施城乡居民大病保险的意见》规定，从城乡居民基本医保基金中划出一定比例或额度作为大病保险资金。城乡居民基本医保基金有结余的地区，利用结余筹集大病保险资金；结余不足或没有结余的地区，在年度筹集的基金中予以安排。完善城乡居民基本医保的多渠道筹资机制，保证制度的可持续发展。同时规定，各地结合当地经济社会发展水平、患大病发生的高额医疗费用情况、基本医保筹资能力和支付水平，以及大病保险保障水平等因素，科学细致做好资金测算，合理确定大病保险的筹资标准。

3. 统筹层次

大病保险原则上实行市（地）级统筹，鼓励省级统筹或全省（区、市）统一政策、统一组织实施，提高抗风险能力。

4. 保障待遇

大病保险起付标准原则上不高于统筹地区居民上年度人均可支配收入的 50%。对低保对象、特困人员和返贫致贫人口，大病保险起付标准降低 50%，支付比例提高 5 个百分点，并取消最高支付限额。

5. 管理方式

《关于全面实施城乡居民大病保险的意见》指出，支持商业保险机构承办大病保险。地方政府人力资源社会保障、卫生计生、财政、保险监管部门共同制定大病保险的筹资、支付范围、最低支付比例以及就医、结算管理等基本政策。建立大病保险收支结余和政策性亏损的动态调整机制。遵循收支平衡、保本微利的原则，合理控制商业保险机构盈利率。商业保险机构因承办大病保险出现超过合同约定的结余，需向城乡居民基本医保基金返还资金；因城乡居民基本医发布的《关于开展区域卫生规划工作的指导意见》明确民办医疗机构作为公共卫生的重要组成部分,参与公共卫生领域的竞争。2000 年,国务院体改办等部门发布的《关于城镇医药卫生体制改革的指导意见》明确医疗机构分为营利性医疗机构和非营利性医疗机构,随后出台的《关于城镇医疗机构分类管理的实施意见》明确指出对非营利性医疗机构、营利性医疗机构采取不同的财政、税收等政策和管理模式。党的十七大报告中,政府对社会办医的鼓励措施更加具体化,在筹资渠道、税收政策、市场准入退出等方面提出了更加明确具体的政策。

这一阶段明确了将社会办医作为我国医疗卫生服务体系的组成部分,以及社会办医在医疗服务提供中的地位,形成了我国社会办医管理的制度框架,放宽了多方面政策,医疗服务市场逐步向社会资本开放。

第二阶段:大力支持规范发展阶段(2009 年至今)

2009 年,中共中央、国务院发布《关于深化医药卫生体制改革的意见》,明确指出鼓励和引导社会资本发展医疗卫生事业,形成投资主体多元化、投资方式多样化的办医体制。自此以后,国家发布多份政策文件鼓励社会资本举办医疗机构,从宏观到微观,鼓励和支持社会办医的政策更加细化,从市场准入、融资税收、医保支付报销等多方面为社会办医提供政策资金优惠和支持。这为社会办医解决了一定的困难,并强化了对社会办医的监管,为社会办医创造了良好的外部政策条件。

2022 年 1 月,国家卫生健康委印发《医疗机构设置规划指导原则(2021—2025 年)》,进一步明确指出鼓励社会办医。拓展社会办医空间,社会办医区域总量和空间不作规划限制。鼓励社会力量在康复、护理等短缺专科领域举办非营利性医疗机构和医学检验室实验室、病理诊断中心、医学影像诊断中心、血液透析中心、康复医疗中心等独立设置医疗机构,加强社会办医的规范化管理和质量控制,提高同质化水平。探索社会办医和公立医院开展多种形式的协作。诊所设置不受规划布局限制,实行备案制管理。

(二) 社会资本参与兴办医疗机构方式

社会资本参与兴办医疗机构有两种方式:一是与公立医院合作开办;二是单独申请设立。社会资本自创立即注册为营利性医疗机构时,拟新设医疗机构必须符合《医疗机构基本标准》中对医疗资源的要求，操作难度相对较高；而与公立医院合作，一般来说可借助公立医院的医疗资源，与公立医院合作开办医疗机构的难度相对较低。

1. 与公立医院合作开办

社会资本与公立医院合作开办医疗机构包括以下两种模式：

（1）参与公立医院重组改制

2010年卫生部等部门制定的《关于公立医院改革试点的指导意见》中提到，"省级卫生行政部门会同有关部门，按照区域卫生划分和区域医疗机构设置规划，确定公立医院转制的范围、条件、程序和配套政策措施，积极稳妥地把部分公立医院转制为非公立医院"。

在省级卫生部门确定公立医院转制名单后，社会资本可根据各地规定参与公立医院改制，如果社会资本完全持有公立医院所有权，那么可与当地政府协商将医院变为营利性。该模式下，社会资本直接接受公立医院的医疗资源，医院的运营基本不受所有制改变影响，有望在短期内实现良好的经济效益。

（2）与公立医院合作扩建营利性分院

2012年国务院印发的《"十二五"期间深化医药卫生体制改革规划暨实施方案的通知》中提到，"公立医院资源丰富的城市，可引导社会资本以多种方式参与包括国有企业所办医院在内的部分公立医院改制重组。鼓励社会资本对部分公立医院进行多种形式的公益性投入，以合资合作方式参与改制的不得改变非营利性质"。

针对有扩建需求的公立医院，社会资本可与公立医院签署合作协议，共同申请设立医疗机构，获批后新建医院。社会资本可与当地政府协商与公立医院采用不同的营利性质，要求医院定期向社会资本分红。该模式下，公立医院的部分医疗资源可直接分配至新建医院，新建医院较易获得软件设施。但由于新建医院建筑物有较长的建设期，回收投资和实现收益需要较长的时间。

2. 单独申请设立

社会资本单独申请设立医疗机构，须符合《医疗机构管理条例》《医疗机构管理条例实施细则》和《医疗机构执业许可证》的规定，并且满足《医疗机构基本标准》中对医疗资源的要求。《医疗机构管理条例》第二章"规划布局和设置审批"、第三章"登记"、第四章"执业"规定了社会资本申请设立医疗机构的要求,由社会资本投资获得用地和建设医院,并按条件购置相关设备,招聘相关人员。

该方式操作难度大,一方面缺乏确切可靠的医疗资源和医院运营体系,另一方面医院建设周期长,投资周期长,投资风险比较大。

第二节　分级诊疗政策分析

分级诊疗是优化医疗资源配置、提升医疗资源利用效率的重要措施。本节在对分级诊疗的概念和内涵进行介绍的基础上,对我国分级诊疗政策的改革历程、发展困境进行归纳,并对上海和英国的分级诊疗进行案例分析。

一、分级诊疗的概念和内涵

2015 年 9 月国务院办公厅发布《关于推进分级诊疗制度建设的指导意见》,为指导各地推进分级诊疗制度建设,围绕总体要求、以强基层为重点完善分级诊疗服务体系、建立健全分级诊疗保障机制、组织实施等四方面提出了意见。

分级诊疗是指按照疾病的轻重缓急及治疗的难易程度进行分级,不同级别的医疗机构承担不同疾病的治疗,逐步实现从全科到专业化的医疗过程。分级诊疗制度的内涵即基层首诊、双向转诊、急慢分治、上下联动。基层首诊就是坚持群众自愿的原则,通过政策引导,鼓励常见病、多发病患者首先到基层医疗卫生机构就诊。双向转诊是通过完善转诊程序,重点畅通慢性期、恢复期患者向下转诊,逐步实现不同级别和类别医疗机构之间的有序转诊。急慢分治是通过完善亚急性、慢性病服务体系,将度过急性期患者从三级医院转出,落实各级各类医疗机构急慢病诊疗服务功能。上下联动是在医疗机构之间建立分工协作机制,促进优质医疗资源纵向流动。

分级诊疗总的原则是以人为本、群众自愿、统筹城乡、创新机制。以人为本即坚持医疗卫生事业的公益性，将便民惠民、实现社会效益作为第一准则，坚持以病人为中心的服务理念，构建分级诊疗服务体系，完善分级诊疗服务模式，方便人民群众看病就医。群众自愿即不强制、不一刀切，通过政策引导，让患者自愿到基层首诊。统筹城乡即对医疗资源进行合理配置和布局。创新机制即结合国情和实际，立足试点、立足实践、总结经验、逐步推广，为建立分级诊疗制度提供保障。

二、我国分级诊疗政策改革历程

（一）分级诊疗政策预备期（2006—2009 年）

2006 年 2 月国务院下发《关于发展城市社区卫生服务的指导意见》，要求建立社区卫生服务机构与大医院的分级医疗和双向转诊制度，探索开展社区首诊制试点。这是在中央政策层面首次明确提出要恢复建立分级医疗制度。随后，青岛、深圳、上海、北京等地开展了以社区首诊和双向转诊为主要内容的试点，但该时期分级诊疗政策在理念、目标、具体实践方面都处于初步论证阶段，并未形成系统性的政策。此外，广大农村地区并未被纳入分级诊疗政策体系。与此同时，在实践方面主要是以推动综合医院与社区卫生服务机构开展多种合作为主，具体职责划分、转诊标准与程序、激励手段、配套措施尚未明确，分级诊疗政策总体成效不大。

（二）分级诊疗局部试点阶段（2009—2015 年）

2009 年中共中央、国务院发布《关于深化医药卫生体制改革的意见》（以下简称《意见》），标志着我国新一轮医改的序幕拉开。我国新一轮医改的近期目标是解决"看病难、看病贵"的问题，远期目标则是建立覆盖城乡居民的基本医疗卫生制度。《意见》指出逐步建立分级诊疗和双向转诊制度，为群众提供便捷、低成本的基本医疗卫生服务。从理念上看，分级诊疗已成为我国探索城乡一体化发展、推进基本医疗卫生服务均等化、缩小城乡医疗卫生差距的重要抓手，关乎我国基本医疗卫生体系的构建。

原国家卫生和计划生育委员会将分级诊疗制度"地方化"实践总结为五种

有代表性的模式:一是以厦门和镇江为代表的,以慢性病为突破口的模式;二是以北京、天津、江苏和深圳等地为代表的,以构建医联体为切入点的模式;三是以安徽等地为代表的,以诊疗病种为抓手的模式;四是以上海和杭州为代表的,以家庭医生签约服务为基础的模式;五是以青海为代表的,以医疗保险政策为引导的模式。

(三)分级诊疗全面试点阶段(2015年至今)

2015年国务院办公厅印发《关于推进分级诊疗制度建设的指导意见》,提出到2020年,要基本构建以基层首诊、双向转诊、急慢分治、上下联动为核心,以人为本、群众自愿、统筹城乡、创新机制为原则的符合国情的分级诊疗制度。

2016年和2017年,国务院医改办等七部门、国务院办公厅分别下发《关于推进家庭医生签约服务的指导意见》和《关于推进医疗联合体建设和发展的指导意见》两份文件,提出各地方政府要将分级诊疗作为重中之重,明确要求在各试点地区分级诊疗建设中全面推进医联体建设和推行家庭医生签约制度,这是在全国范围内对北京、上海等地医改成功经验的采纳和推行。

2020年中共中央发布《关于制定国民经济和社会发展第十四个五年规划和二〇三五年远景目标的建议》,明确提出要加快建设分级诊疗体系,并将其作为推进健康中国建设的重要措施。在中央政府的政策部署之下,截至2022年,全国31个省级人民政府发布实施分级诊疗相关意见办法。2021年,国家卫生健康委办公厅发布《关于加快推进检查检验结果互认工作的通知》,要求推进检查检验结果互认共享,提高医疗资源利用效率,改善群众就医体验。

三、我国分级诊疗政策发展困境

(一)基层医疗卫生服务体制薄弱

我国医疗服务主要由公立医院提供,公立医院分为一、二、三级3个级别,按照级别分配资源,等级越高的医疗机构获得的财政支持、优惠政策越多,其住院环境、医疗设备、人力资源、学科发展、科研教学、药品配置等方面的优势更加突出。基层医疗卫生服务机构高度行政化,面临服务能力不足、服务功能弱化、优质资源配置不足等问题。

一方面，三级医院医疗资源丰富，拥有优质的人才、设备资源，竞争力远高于基层医疗卫生服务机构，大部分患者选择去三级医院就诊，加之三级医院的趋利性，医院为了自身利益"大小通吃"，损害了基层医疗卫生服务机构的利益。分级诊疗政策出台后，我国加大了对基层医疗卫生服务机构的支持力度，但长期来看，我国对基层医疗卫生服务机构的投入与三级医院相比仍有较大差距，基层医疗卫生服务机构资源不足，患者纷纷选择去三级医院就诊，造成三级医院"拥堵不堪"而基层医疗卫生服务机构门可罗雀的现象。

另一方面，优质医疗人才下沉意愿缺乏。我国现有医疗体制人才流动性弱，综合医院在薪酬待遇、福利、稳定程度、晋升等方面要好于基层医疗卫生服务机构，基层医疗卫生服务机构人才匮乏，缺乏完善的培养体系，面临人才短缺的巨大难题。

（二）基层首诊和双向转诊机制尚待完善

基层首诊和双向转诊是分级诊疗政策的关键内容，关乎分级诊疗制度的成败。但我国基层首诊和双向转诊机制均不完善。

一方面，在基层首诊上，三级医院存在趋利性，为保证自身收入，其不断扩大业务范围以吸引患者前来就医，居民受传统就医理念影响，加之基层医疗卫生服务机构资源缺乏，医务人员受基层薪资结构限制缺乏一定的积极性，极易造成基层医疗卫生服务机构就诊率低的现象。受我国医疗保险报销体制影响，多数医疗机构采取差异化报销方式，以吸引患者前往基层医疗卫生服务机构就医，但政府对患者前往基层医疗卫生服务机构就医以鼓励为主，三级医院和基层医疗卫生服务机构报销比例差异也较小，难以显著提高基层医疗卫生服务机构就诊率。

另一方面，在双向转诊上，当患者病情好转可"下转"至基层医疗卫生服务机构时，医院受利益驱动转移病人的意愿较弱。近年来，我国不断加大医疗信息服务平台建设，以保障分级诊疗政策实行所需的信息共享，但平台建设仍亟待完善，不同医疗机构间存在信息壁垒，医药、人力资源、器械等方面的差异在一定程度上影响了双向转诊的效率和连续性。

（三）居民卫生健康素养有待提升

自 2016 年国家提出《"健康中国 2030"规划纲要》，把居民健康素养水平作为新医改重要指标以来，我国居民健康素养有了质的飞跃，但是 2018 年居民健康素养调查结果显示，目前健康素养水平在城乡、地区、人群间的分布不均衡依然存在，农村居民、中西部地区居民、老年人群等的健康素养水平仍相对较低。首先，对慢性病风险认识不足。人们缺乏对慢性病的正确认识，认为慢性病不会危及生命，因而无须也无暇进行治疗，往往自我认定、自我诊断，延续以往不健康的生活方式，出现状况就乱求医、乱用药，甚至滥用抗生素，以致贻误治疗病情的最佳时机，一旦出现并发症危害极大。其次，对公共卫生突发事件防控能力有限。我国民众获取与判断正确有效的健康信息、及时调整防控行为的能力还较为有限，居民自身缺乏对传染病的基本认识，增加了医院对传染病疫情的诊疗防控负担。

（四）医疗信息资源"结构性"分化现象较为严重

信息技术的广泛应用、动态处理、数据开放以及交互平台的使用给医疗服务带来了巨大的变化，但医疗卫生领域的信息化建设与医疗服务的实际需求相比，仍然处于初步阶段。由公立医院主导、专科医院协同、社区卫生服务中心共进的城乡医疗服务体系的信息资源出现了结构性分化。目前，我国县级以上医院基本覆盖网络化的医院信息管理系统，大型三甲医院的信息化建设更为完善，能够做到信息准确、及时上传、实时更新；但是基层医疗卫生机构的信息化建设仍然落后，设备陈旧，网络运营条件差，缺乏信息共享以及相关的技术积累，医疗数据利用率低，纵向信息分层，"城乡分割""群体分层"现象严重；此外，不同医疗机构独立运营，病人到不同的医疗机构就医，需要建立不同的信息系统来记录医疗信息和检验报告，直接影响了分级诊疗的推进。

四、分级诊疗的改革方向

在不同的生命周期和疾病阶段，医疗需求具有不同的结构和特点：在急性病或慢性病急性发作期,一般以医疗救治为主,但在急性病治疗期后,在持续治疗期主要以药品和医疗护理为主,并逐步转换为以康复护理和生活照料为主;慢性病一般以药品、康复护理和生活照料为主,医疗保健、健康检查等为辅;而绝症晚期的老年人主要以生活照护和临终关怀为主。不同类型、不同层级的医疗机构之间主要存在功能定位差异,而非质量差异。分级诊疗的目的在于集约资源,通过不同类型、不同层级医疗机构的分工合作,基于患者病情特征提供连续性医疗服务。

分级诊疗应着重从以下几个方面深化改革:①大力发展基层医疗卫生服务,提升服务质量。基层医疗卫生机构应降低行政机制的主导性并调整行政机制运行的方式,同时引入市场机制,增强发展活力。提升基层医疗卫生机构的服务质量,关键在于形成基层对人才特别是优质人力资源强烈而持续的吸引力。无论是"强基层"还是吸引患者在基层首诊就医,前提都在于基层医疗卫生机构拥有让群众信任和满意的"好医生",优质人力资源配置是提升基层医疗卫生机构服务质量的首要基础。②公立医疗机构回归公益性,重构以患者利益为中心的医患关系,约束高等级医疗机构无序扩张。③加强紧密型医联体建设,鼓励优质医疗资源下沉基层。医联体实行总额预算,并对医疗质量和患者健康负责。④完善医疗保险支付方式改革,重构对政府、医院、医生与患者四方的激励相容机制。⑤加强医联体信息化建设,并在保障信息安全的条件下实现医疗机构之间信息共享。

五、案例分析

（一）上海以家庭医生签约为基础的分级诊疗改革

上海率先实行以家庭医生签约为基础的分级诊疗改革,早在 2003 年,上海就探索以家庭医生制度为构建分级诊疗体系的基本路径。2015 年,上海出台了《关于进一步推进本市社区卫生服务综合改革与发展的指导意见》及 8 个配套文件,开始了新一轮社区卫生服务综合改革。此次改革推出了"1+1+1"签约服务的分级诊疗模式,即必须在社区卫生服务中心选择一位家庭医生签约,在市范围内任选一家二级医院、一家三级医院签约,形成签约组合,签约重点人群是 60 岁以上老年人、慢性病患者、儿童、孕产妇和失独家庭。截至 2018 年 8 月,"1+1+1"签约服务已实现上海所有社区卫生服务中心全覆盖,签约居民超 480 万人,约占全市户籍人口的 33.16%,其中 60 岁以上人群签约人数为 315 万,约占总签约人数的 65.63%,已签约居民中约 72% 选择在"1+1+1"签约医疗机构组合内就诊,在签约社区卫生服务中心就诊比例达到 50%,社区卫生服务中心(站)诊疗人次从 2009 年的 5 724.56 万人次上升至 2020 年的 7 955.57 万人次。

1. 上海分级诊疗相关政策

2011 年上海颁布了《中共上海市委、上海市人民政府关于贯彻〈中共中央、国务院关于深化医药卫生体制改革的意见〉的实施意见》《上海市深化医药卫生体制改革近期重点实施方案》及 72 个配套政策文件,明确了上海医改"完善四个体系、健全八项支撑"的内容,四个体系即公共卫生体系、医疗保障体系、医疗服务体系、药品供应保障体系,八项支撑即管理体制、运行机制、投入机制、价格形成机制、监管体制、科技创新和人才保障机制、信息系统、法律制定。

《中共上海市委、上海市人民政府关于贯彻〈中共中央、国务院关于深化医药卫生体制改革的意见〉的实施意见》提出,推进医疗资源整合,建立区域性医疗联合体,加强联合体内各级医疗机构间的梯度支撑与分工协作,逐步推进分级诊疗、社区首诊、双向转诊;落实各级医疗机构的功能定位,三级医院以诊治疑难重症和医学科研、教学为主要功能,二级医院部分定位为区域医疗中心,提供常见病专科及急诊、重症医疗服务,部分转型为康复医疗机构或老年护理机构,社区卫生服务机构承担一般常见病、多发病等综合服务;进一步健全以全科团队为基础的社区卫生服务模式,建立家庭医生制度,加强对社区居民的健康管理,逐步实施家庭医生首诊、定点医疗和转诊制度。

《上海市深化医药卫生体制改革近期重点实施方案》提出,医疗联合体实施统一运行管理、统一医保预付、统一资源配置,市民可选择现有就医方式,也可选择医疗联合体签约就医,后者可享受就医优惠政策;引导本市居民与社区家庭医生自愿签约首诊,探索按服务人口付费的医保支付方式,坚持服务数量与服务质量相结合原则,建立社区卫生服务绩效考核指标体系,考核结果作为政府投入、医保定点资格、医务人员收入分配等的重要依据。

2012年，上海市人民政府印发《上海市进一步深化公立医院体制机制改革三年行动计划（2013—2015年）》，提出完善公立医院与基层医疗机构分工协作机制，整合区域卫生资源，强化公立医院与基层医疗机构协同服务，建立市级医院与基层医疗机构之间便捷的转诊通道；深化区域医疗联合体试点改革，探索构建统一、节约、高效的联合体内部运行机制；加快推进卫生信息化建设，建设以电子病历系统和电子健康档案为核心的区域卫生信息网。

2016年，上海市人民政府印发《上海市深化医药卫生体制改革综合试点方案（2016—2020年）》，明确提出"以家庭医生制度为基础，稳步推进分级诊疗制度建设"这一重点改革任务，深化社区卫生服务综合改革，进一步拓展社区卫生服务功能；全面实施家庭医生制度，开展以社区卫生诊断为基础的针对性健康管理；做实家庭医生签约服务，以60岁以上老年人、慢性病患者为主体，以自愿签约为原则，推进居民与"1+1+1"医疗机构组合签约，并加大二、三级医院对基层医疗机构的支持力度；加强卫生信息化建设和应用，深化人口健康信息化建设，推动智慧管理和智慧医疗发展。

2020年，上海市卫生健康委、上海市中医药管理局制定《上海市家庭医生签约服务规范（2020版）》，对家庭医生签约服务相关人员队伍、签约、服务、职责和考核做出详细规定，进一步规范本市家庭医生签约服务，促进签约服务提质增效，推进分级诊疗发展。

2. 上海分级诊疗推进措施

为推动患者就诊下沉到社区，促进签约服务增质提效，推进分级诊疗发展，上海采取了如下措施：

（1）严格控制大型医院规模

为推动患者就诊下沉到基层医疗机构，上海执行严格控制大型医院规模的管制政策，将平均住院日作为大型医院考核的重要指标，以期减轻患者集聚至大型医院就诊造成的拥堵、"看病难"问题和医疗资源紧张局面，盘活基层医疗机构医疗资源和活力。上海医院平均住院日从2009年的15.07天降至2020年的11.38天，其中综合医院的平均住院日从2009年的12.17天降至2020年的

7.61天,病床位等医疗资源紧张状况得到一定的缓解。严格控制大型医院规模的管制政策激励大型医院与基层医疗机构寻求合作,有助于大型医院将病症较轻的患者转诊至基层医疗机构,减轻医院压力,推动分级诊疗的实施。

（2）增强基层医疗机构收治能力

在严格控制大型医院规模的同时,上海也注重增强承接医疗机构的收治能力,包括基层医疗机构和康复、护理机构。在硬件建设方面,上海启动了社区卫生服务中心标准化建设工作以及康复医院、老年病医院、长期护理机构的大规模建设(转型)工作,并推进建立独立的区域影像、检验、心电诊疗中心。在人才培养和配置方面,上海实行了全科住院医生规范化培训,做强全科培训基地,加强对家庭医生骨干的能力培训,加大对康复、护理人才的培养与引进力度。在政策配套方面,上海发挥社区卫生服务中心的平台作用,规定了社区六大类141项政府购买服务,并将这些服务转化成标准工作量,与整体预算、绩效挂钩,物价部门也相应提高了康复和长期护理服务价格及三级医疗服务价格。

（3）推动多方联合发展

一方面,上海加强不同等级医疗机构间的联合,通过对口支援、建设医联体等,实现三级医院对上海所有区中心医院的全覆盖,区级医院对所有社区卫生服务中心的全覆盖,加强三级医院与社区卫生服务中心的合作。另一方面,上海针对大型医院多集中在市区的情况,启动郊区三级医院建设项目,保证市区以外的每个郊区都有一所三级综合医院,并在此基础上进一步加强医联体建设。此外,上海持续加强儿科、产科、神经外科等专科医院建设,以减轻综合医院患者集聚问题,并提升专科服务水平。

（4）加强医疗信息化建设

当前,上海医疗信息化建设已基本实现联合诊疗、预约转诊、远程教学等功能,初步实现医疗机构互联互通,基本构建起具有上海特色的医疗信息化体系。一方面,通过远程诊疗、远程诊断、远程处方等形式开展联合会诊,有利于弥补社区卫生服务中心医疗资源的不足,促进医疗专家等人才资源下沉;开展远程教学,二、三级医院可为社区医疗卫生人员提供专业指导,便捷高效,有利于社区卫生服务中心更好地为患者服务。另一方面,针对大医院"拥挤"情况,上海部分医院和社区卫生服务中心积极探索研发智能分诊系统,将医院与社区医生信息相整合,签约"1+1+1"医疗服务的患者可优先被安排就诊和住院,有助于推进基层首诊,实现患者的有序就医。

自 2011 年起,上海积极推进健康信息网这一市级信息化平台的建设,由上海市卫生健康委信息中心主导建设的卫生大数据中心,集聚了全市层面的诊疗数据,包括患者基本信息、病例概要、就诊记录等,涵盖了患者从出生到死亡的全过程。截至 2018 年,卫生大数据中心已汇聚近 90 亿条诊疗大数据,并以每天 1 800 万条的速度不断增长。基于健康信息网,上海市卫生健康委信息中心建设了安全用药知识库,对患者用药进行药品配伍,并提供安全用药提示。此外,上海通过加强与江苏、浙江等省份的互联互通,拓展健康信息网平台覆盖面,助推长三角医疗健康一体化建设。

（二）英国政府主导下的分级诊疗体系

英国是世界上最早实行分级诊疗制度的国家,其医疗服务体系被称作"国家医疗服务体系"(NHS),由政府主导。

1. 严格的全科医生培养制度

英国全科医生培养制度十分严格。首先,英国医学院按需求订单培养医学生,政府通过控制医学生培养规模来控制医学教育这一精英教育,这在一定程度上提高了医学生的整体素质。其次,医学生必须在医学院接受五年的本科教育后,不分专业均在医院各科室轮转两年进行基础培训,为后续专业选择做好准备;基础培训后约 50%的医学生选择进行为期三年的全科培训。全科培训结束后,医学生通过英国皇家全科医师学院考试,并注册成为皇家全科医师学会会员,方能取得合法的独立行医资格。

通过严格全科医生准入、培训和考核门槛,英国确保了初级医疗服务提供者有能力担当起"守门人"职责。英国承担基层首诊的全科医生与综合医院专科医生的差异主要体现在诊疗服务上的"全"或"专",而非诊疗服务能力,这为英国全科医生首诊制的实施奠定了扎实的基础。

2. 分工明确的诊疗机制

英国 NHS 结构分为三层:第一层次为初级医疗服务机构,是英国最普遍的医疗服务机构,主要负责患者最基本的护理,包括简单疾病的诊断、门诊服务等,第一层次的患者主要由全科医生负责;第二层次为二级医疗服务机构,主要对应地区医院,主要负责病情较重且需要专科医疗服务的患者;第三层次为三级医疗服务机构,主要对应中央医疗服务机构,当出现危、急、重症患者时,就需要到三级医疗服务机构就诊,由中央医疗服务机构承担患者诊疗工作。NHS 的资金来源主要是税收,此体系下,英国公民可以免费享受公立医院的医疗服务。

英国实行"初级保健信托机构"(PCTs)制度,这是英国分级诊疗制度的核心内容。PCTs 强制规定基层首诊由基层全科医生负责,基层全科医生首先需要与英国政府签订医疗卫生合同;在此基础上,每位公民可选择一位全科医生进行注册,从而形成"政府—基层全科医生—公民"稳定的三角关系。患者就诊时,首先前往所选基层全科医生处接受首诊;当患者须接受专科医疗服务时,由基层全科医生做出诊断继而患者可转向二级医疗服务机构接受诊疗。英国政府将转诊与医生绩效挂钩,从而维护转诊的规范性。若患者跳过初级医疗服务机构,则二级、三级医疗服务机构不予收治,且医保不再支付其医疗费用。

在医疗费用控制上,英国 NHS 将国家医疗服务预算的 75%直接分配给第三方机构(初级保健信托机构),由其从私人诊所或综合医院统一为居民购买医疗服务,第三方机构可保留每年分配资金的结余部分,在不影响下年度资金配置的情况下,结余资金必须用于升级设备和提高医疗服务质量,从而促使第三方机构重视医疗服务提供的质量和效率,减少不必要的开支。

3. 对我国的启示

(1)建立健全全科医生教育培训体系,推动优质人才到基层

全科医生是分级诊疗制度中的重要主体,全科医生的专业素质直接决定了患者就诊、转诊情况。要推动基层医疗机构首诊率提高,需提高基层医疗机构全科医生专业素养和执业能力。重点是健全全科医生教育培训体系,对全科医生采取与专科医生同样的培养模式,即接受五年本科医学教育后再接受三年全科医生规范化培训,培训考核合格者方可获得全科医师执业证书。

此外,针对三级医院和基层医疗机构在薪酬待遇、职称评定、培养机制等领域存在的差异,可通过人事制度改革等顶层设计,缩小二者在这些领域的差异,

吸引全科医生到基层医疗机构工作，促进医生在不同层级医疗机构之间的流动。

（2）健全基层首诊和双向转诊制度

在当前我国医疗卫生体制下，三级医院和基层医疗机构间医疗卫生资源存在较大差别，患者出于这方面的考虑，多选择去三级医院就诊，且政府在就医首诊选择方面没有过多强制性，民众自由择医习惯逐渐形成；此外，跨省市就诊情况屡见不鲜，出现基层医疗机构医疗卫生资源闲置浪费，而综合医院医疗卫生资源紧张等问题。结合英国分级诊疗制度设计，我国可健全完善全科医生或家庭医生制度，在完善医疗卫生信息平台建设的同时，确立合理的双向转诊制度。例如，英国患者在接受二级、三级医疗服务机构的诊疗前必须接受基层全科医生的首诊，得到全科医生的确认后方可转诊。

此外，我国应不断完善医保报销与分级诊疗的衔接。尽管我国综合医院和基层医疗机构间医保报销存在一定差别，但起付线和报销比例差别较小，医保报销水平的差异无法对提高基层医疗机构首诊率起到显著促进作用。英国制定 PCTs 制度规范公民就诊行为，患者在基层全科医生处接受首诊且得到全科医生确认后方可转诊，否则无法享受医保报销。我国可借鉴他国经验构建合理、完善的医保报销制度，引导分级诊疗政策的顺利实施。

第三节　医联体政策分析

医联体是促进医疗资源合理配置、完善医疗体系布局的重要举措。本节在对医联体的概念、模式进行介绍的基础上，对医联体的政策脉络、具体建设进行梳理，并对深圳罗湖医改进行案例分析。

一、医联体的概念及模式

（一）医联体的概念

医联体即"医疗联合体"，指由一家三级医院联合一定区域范围内的二级医院和社区卫生服务机构组成医疗联合体，医联体内各合作单位可实现双向转诊。

（二）医联体的模式

根据 2017 年国务院办公厅《关于推进医疗联合体建设和发展的指导意见》，医联体的四种模式分别为城市医疗集团、县域医共体（即医疗共同体）、跨区域专科联盟、远程医疗协作网。

城市医疗集团，即以一家三级医院为牵头单位，联合若干城市二级医院、康复医院、护理院以及社区卫生服务中心，构建"1+X"医联体，纵向整合医疗资源，形成资源共享、分工协作的管理模式。有条件的地区推行医联体内人、财、物统一管理模式，促使医联体成为目标一致的共同体。不具备条件的，可在医联体内以对口帮扶、技术支持为纽带形成松散型合作，引导优质医疗资源下沉，提升基层医疗服务能力。

县域医共体，重点探索以"县医院为龙头、乡镇卫生院为枢纽、村卫生室为基础"的县乡一体化管理，并与乡村一体化有效衔接，充分发挥县医院的城乡纽带作用和县域龙头作用，形成县乡村医疗卫生机构分工协作机制，构建县乡村三级联动的县域医疗服务体系。

跨区域专科联盟，即根据区域内医疗机构优势专科资源，以一家医疗机构特色专科为主，联合其他医疗机构相同专科技术力量，形成区域内若干特色专科中心，提升解决专科重大疾病的救治能力，形成补位发展模式，横向盘活现有医疗资源，突出专科特色。

远程医疗协作网，即由牵头单位与基层、偏远和欠发达地区医疗机构建立远程医疗服务网络，提供远程医疗、远程教学、远程培训等服务。大力推进面向基层、偏远和欠发达地区的远程医疗服务体系建设，鼓励二级、三级医院向基层医疗卫生机构提供远程医疗服务，提升远程医疗服务能力，利用信息化手段促进医疗资源纵向流动，提高优质医疗资源可及性和医疗服务整体效率。

二、医联体政策梳理

（一）医联体政策发展脉络

2009 年新医改以来医联体相关政策梳理如表 3-1 所示。

表 3-1　2009 年新医改以来医联体相关政策

发布时间	发布部门	政策名称	重点内容
2010	上海市卫生局等五部门	《关于本市区域医疗联合体试点工作的指导意见》	探索构建以区域医疗联合体为基础的新型城市医疗服务体系
2015/5	国务院办公厅	《关于城市公立医院综合改革试点的指导意见》（国办发〔2015〕38 号）	首次在政策文件中明确提及医联体，医联体建设正式进入探索实施阶段
2015/9	国务院办公厅	《关于推进分级诊疗制度建设的指导意见》（国办发〔2015〕70 号）	明确提出医联体建设对分级诊疗制度的保障和促进作用
2016/8	国家卫生计生委（原）	《关于推进分级诊疗试点工作的通知》（国卫医发〔2016〕45 号）	将医联体建设和家庭医生签约服务等列为推进分级诊疗的重点工作，进一步明确医联体和分级诊疗之间的关系。此外，初步提出城市、县域两种类型的医联体模式
2016/12	国家卫生计生委（原）	《关于开展医疗联合体建设试点工作的指导意见》（国卫医发〔2016〕75 号）	对医疗联合体、医疗共同体、专科联盟、远程医疗协作网四种模式进行初步归纳，我国医联体开始进行试点实施
2017/3	国务院	《政府工作报告》	全面启动多种形式的医疗联合体建设试点，三级公立医院要全部参与并发挥引领作用。医联体建设正式上升为一项国家层面的政策
2017/4	国务院办公厅	《关于推进医疗联合体建设和发展的指导意见》（国办发〔2017〕32 号）	明确了医联体建设的基本原则、组织模式、内部分工协作机制、优质医疗资源整合机制和保障政策
2018/8	国家卫生健康委、国家中医药管理局	《关于印发医疗联合体综合绩效考核工作方案（试行）的通知》（国卫医发〔2018〕26 号）	明确提出"逐步建立绩效考核结果公示制度，逐步建立与绩效考核相挂钩的奖惩制度"，将考核结果作为人事任免、评优评先的重要依据，并与医院等级评审、国家临床重点专科建设、国家医学中心和国家区域医疗中心设置工作等挂钩，进一步加速了医联体建设的步伐

（续表）

发布时间	发布部门	政策名称	重点内容
2019/5	国家卫生健康委、国家中医药管理局	《关于开展城市医疗联合体建设试点工作的通知》（国卫医函〔2019〕125号）	制订《城市医疗联合体建设试点工作方案》和《关于开展紧密型县域医疗卫生共同体建设试点的指导方案》，明确医联体试点推进方案
		《关于推进紧密型县域医疗卫生共同体建设的通知》（国卫基层函〔2019〕121号）	
2020/7	国家卫生健康委、国家中医药管理局	《关于印发医疗联合体管理办法（试行）的通知》（国卫医发〔2020〕13号）	建立了各类医联体的管理办法

（二）医联体建设

2017年，国务院办公厅印发《关于推进医疗联合体建设和发展的指导意见》。2020年国家卫生健康委、国家中医药管理局发布《关于印发医疗联合体管理办法（试行）的通知》，进一步明确了医联体谁来建、如何建、如何联、如何考核等重点问题。

1. 建设主体

医联体建设应坚持政府办医主体责任不变，按原渠道足额安排对医联体各医疗卫生机构的财政投入资金，切实维护和保障基本医疗卫生事业的公益性，同时应充分调动社会办医参与的积极性。城市医疗集团和县域医共体建设应坚持政府主导，根据区域医疗资源结构布局和群众健康需求实施网格化管理。专科联盟和远程医疗协作网以依托学（协）会等行业组织或医疗卫生机构自主组建为主，地方卫生健康行政部门和中医药主管部门进行指导。

2. 建设方式

（1）城市医疗集团和县域医共体建设

①各级卫生健康行政部门（中医药主管部门）按照"规划发展、分区包段、防治结合、行业监管"的原则，加强中西医协同，科学规划、组建城市医疗集团和县域医共体，主要发挥地市级医院和县级医院（均含中医医院）以及代表区域医疗水平医院的牵头作用。②设区的地市和县级卫生健康行政部门制定本区域医联体建设规划，根据地缘关系、人口分布、群众就医需求、医疗卫生资源分布等因素，将服务区域划分为若干网格，整合网格内医疗卫生资源，组建由三级公立医院或者代表辖区医疗水平的医院牵头，其他若干医院、基层医疗卫生机构、公共卫生机构等为成员的医联体。鼓励传染病、精神疾病专科医院纳入医联体网格管理，发挥医疗资源统筹优势，带动提升区域内传染病、精神疾病救治能力。鼓励社会力量办医疗卫生机构按照自愿原则参加医联体。③原则上，每个网格由一个医疗集团或者医共体负责，为网格内居民提供疾病预防、诊断、治疗、营养、康复、护理、健康管理等一体化、连续性医疗卫生服务。三级医院、妇幼保健机构、公共卫生机构和康复、护理等慢性病医疗卫生机构可以跨网格提供服务。鼓励在同一城市或者县域内，不同医疗集团或者医共体间建立相互配合、有序竞争、科学发展的机制，保障患者就医自主选择权利。④城市医疗集团和县域医共体应当加强医联体内资源共享，通过设置医学影像、检查检验、病理诊断和消毒供应等中心，为医联体内各医疗卫生机构提供同质化服务。在保障医疗质量的前提下，推进医联体内不同级别类别医疗卫生机构间检查检验结果互认。⑤加强医联体内药品、耗材供应保障，在医联体内推进长期处方、延伸处方，逐步统一药品耗材管理平台，实现用药目录衔接、采购数据共享、处方自由流动、一体化配送支付，同质化药学服务。

（2）专科联盟

各级卫生健康行政部门和中医药主管部门要根据患者跨区域就诊病种及技术需求情况，有针对性地统筹指导专科联盟建设，专科联盟建设应当针对群众健康危害大、看病就医需求多的重大疾病、重点学科加强建设，重点推进肿瘤、心血管、脑血管等学科，以及儿科、妇产科、麻醉科、病理科、精神科等短缺医疗资源的专科联盟建设。

专科联盟应当在确保数据安全的前提下加强数据信息资源共享、安全管理;加强医疗质量管理,细化医疗质量管理标准与要求,指导成员单位强化医疗质量管理工作,提升医疗服务同质化水平。

(3)远程医疗协作网

各级卫生健康行政部门和中医药主管部门应当结合区域全民健康信息平台建设,以委局属(管)医院、高校附属医院、省直属医院和妇幼保健院等为主要牵头单位,重点发展面向边远、贫困地区的远程医疗协作网,完善省—地市—县—乡—村五级远程医疗服务网络。

3. 考核方式

城市医疗集团和县域医共体应当设立医联体管理专门机构,统筹医联体规划建设、投入保障、项目实施、人事安排、薪酬分配和考核监管等重大事项,制定医联体章程,规定牵头医院与其他成员单位的责任、权利和义务,建立利益共享机制。

各级卫生健康行政部门和中医药主管部门应当建立医联体综合绩效考核与动态调整机制,每年对本辖区医联体建设有关情况进行绩效考核,考核结果作为医院评审评价、医学中心和区域医疗中心设置等的依据。医联体绩效考核当以城市医疗集团和县域医共体为考核重点,主要考核医联体运行机制情况、医联体内分工协作情况、区域资源共享和下沉情况、发挥技术辐射作用情况、医联体可持续发展情况,以及公共卫生和居民健康改善情况。同时,对专科联盟和远程医疗协作网重点考核牵头单位技术辐射作用发挥情况和居民健康改善情况。

三、医联体建设评估与改革

(一)医联体建设取得的成效

医联体建设取得的成效包括以下几个方面:第一,服务能力影响。对基层医疗卫生机构来讲,加入医联体可以分享三级医院的专家资源,提升基层医疗卫生服务能力和服务质量,由此吸引更多患者就诊。第二,声誉影响。医联体有助于提升基层医疗卫生机构声誉,从而吸引更多患者就诊。第三,有利于慢性病和轻症患者分流到较低层级医院。

（二）医联体建设面临的问题

医联体建设面临的问题包括以下几个方面:第一,行政主导难以实现资源有效整合。当前的医联体主要由政府主导建立,并非出于医疗机构自愿,存在不同医疗机构组织架构不统一,各方非隶属关系,行政主管部门不一致,三级医院与基层医疗卫生机构关系不对等、话语权不对等,各医疗机构间合作较为松散,上下转诊的合作意愿不强,分工协作效果差等问题。第二,信息系统碎片化是阻碍医联体建设的重要瓶颈。大多数医联体成员的互联互通仅局限于内网,缺乏医院间的联系与共享,由于各家医院信息资源缺乏统一性,同时基层信息化水平不均衡,多数医院信息化水平无法给予远程医疗、同质化诊疗所必需的支撑与保障。第三,三级医院的虹吸效应。医联体内的三级医院会基于自身利益最大化考虑,产生虹吸下级医疗机构患者,特别是那些对医院创收有利的病人的现象;同时,医联体内专科医生带教全科医生会加剧三级医院虹吸优秀的基层专科医生,加剧基层医疗卫生机构医生紧缺现象。第四,区域紧密型医联体的建设可能导致垄断,由此抬高医疗服务价格,并且医疗服务质量难以保障。

（三）医联体的改革方向

医联体建设应以集约利用资源实现"健康绩效产出"为目标,加强协同治理。第一,利益型动机是激发不同医疗机构产生合作意愿的内在动力。医联体建设应构建以利益为纽带,以提升健康水平为目标的利益共享、风险共担的利益协同机制,制定科学、标准的考核激励机制和分配机制,充分调动各层级医疗机构和医务人员合作的积极性,创新服务内容和服务方式,在共同对居民的健康、医疗质量和医疗费用负责的基础上,分享资源整合的增值收益。第二,发挥医疗保险的战略性购买作用。医疗保险通过筹集资金和医疗费用偿付,成为连接供需双方的重要纽带。加强医联体建设,应有效发挥医疗保险的购买功能,通过激励、引导、约束和监督,平衡好各层级医疗机构、医务人员和患者的利益。第三,改革基层医疗卫生机构的发展方式,充分调动基层医务人员的积极性和主动性,增强基层医疗卫生机构参与医疗资源整合的能力和动力;对 二、三级医疗机构进行约束,降低诱导需求的能力,赋予医疗资源整合的压力。同时,鼓励民营资本进入医疗服务领域,通过民营医院、社区医疗机构竞争促进服务供给,在加强竞争的基础上促进各层级医疗机构的合作。第四,完善政府监督功能。政府应加强医疗服务质量监督,并防范因医疗资源整合而可能造成的区域垄断,避免损害患者和医疗保险基金的权益。

四、案例分析:深圳罗湖医改

(一)改革背景

在改革前,深圳市罗湖区与其他地区一样,存在医院欠缺优势的核心竞争力,学科发展滞后,运营效率不高,医院管办不分,以及社区健康服务中心(以下简称"社康中心")人员收入低、晋升难,缺医少药没检查等问题。辖区患者纷纷涌入大型三甲医院,社康中心门可罗雀,导致"看病难"问题日益突出。

为了改变现状,罗湖区积极探索医改之路,借助国家、广东省及深圳市等各项政策的支持,从 2015 年起,开始全面推进由"以治病为中心"转变为"以健康为中心"的公立医院改革,让居民少生病、少住院、少负担、看好病。

(二)改革举措

1. 整合医疗资源,建立医院集团,建立法人治理结构

2015 年 8 月,深圳市罗湖区以集团化医联体建设为切入点,对以区属公立医院和社康中心为主体的区属医疗服务体系开展了一系列体制机制改革,建立了新的服务模式和就医格局。罗湖医改以建设罗湖医院集团为基础,整合区内综合医院、专科医院、基层医疗卫生机构(社康中心),重构医疗保险支付制度,形成了政府、医疗机构、医疗保险管理部门、医务人员、患者等多方获益的"利益共同体"和"责任共同体"。

罗湖医院集团在组织形式上进行突破,采取唯一法人代表的紧密型医联体形式,即集团现有法人资格单位的法人代表均由医院集团院长兼任,形成了责任、利益一致的组织,破解了医联体"联体不联心"的难题;同时,推行去行政化,

打破编制壁垒,集团所属公立医疗机构事业编制划入集团统一管理、统一使用。罗湖医院集团内既有三甲医院,又有基层社康中心,纵向贯通的一体化整合更有利于建设以人为中心、以基层为基础,提供系统性、连续性服务的整合型医疗服务体系。

2. 探索医疗保险基金"总额管理,结余留用"

深圳市以罗湖区为试点,试行"总额管理,结余留用"的医疗保险支付方式改革,切断医患利益关系,转变医疗机构办医导向,年终结算时,对于节余部分,医院集团可以用于进一步做好居民疾病预防、开展业务工作及激励医务人员。这促使集团主动下沉资源做强社康中心,做好预防保健和健康管理,让签约参保人少得病、少得大病。签约参保人越健康,集团越受益,推动医疗保险从"保疾病"向"保健康"转变,促进医院集团从"治病挣钱"向"防病省钱"转变。

3. 创新院校合作模式,加强全科医生队伍建设

罗湖医院集团通过双主体办学,采用订单式、"1.5+1.5"或"3+2"的培养模式,与深圳大学、安徽理工大学、汕头大学等11所高校合作,创办"深圳罗湖助产班""临床医学班""全科医学班""影像超声班""麻醉医学班"等,学生毕业后大部分留在深圳,为深圳市培养了社会适用型医学人才。

合格的全科医生是支撑基层卫生工作持续和长远发展的关键节点,目前国内全科医生培训存在理论与实践脱节等问题,罗湖区选派部分社康中心全科医生赴澳大利亚进行全科医生培训和学习,努力打造一支高素质的全科医生队伍。

4. 强化初级医疗卫生网络建设

罗湖医院集团不断将工作重心和优质资源下沉,并建立财政补助、收费价格激励引导机制,做强做实社康中心。主要措施包括:

① 壮大人才队伍。公开招聘优秀全科医生,组织专科医生进行全科医生转岗培训,鼓励集团专科医生到社康中心开设工作室,聘请外籍优秀全科医生对集团内全科医生进行培训。

② 配齐药品。社康中心药品目录与集团内各医院药品目录一致,达到1 350种。针对缺药品种,集团24小时内配送到家。

③ 优化设备配置。改善社康中心医疗装备水平,在部分区域社康中心配置CT(电子计算机断层扫描)、胃镜、眼底照相等设备,并打造"社康检查、医院诊断"模式。

④ 与街道联动,共建共享,打造全国"健康社区"样板,打通家庭医生与社区居民的最后"一米"。

(三) 医改成效

罗湖医改为深圳市建设中国特色社会主义示范区提供了实践基础,为深圳市构建以促进健康为导向的创新型医疗保险制度提供了改革思路。罗湖医改成功入选国家 35 项深化医改重大典型经验,荣获"中国价值医疗十佳优秀案例"殊荣。2017 年 9 月,全国医联体建设现场推进会在深圳召开,"罗湖模式"向全国推广,为我国医疗服务体系改革提供了可借鉴的实践经验。

罗湖医改提升了罗湖区基层医疗卫生服务能力,有助于减轻综合医院压力,减少基层医疗卫生机构资源浪费,逐渐破解社康中心缺医少药、检查不方便、只签约不服务、重医轻防、医养分离五大难题,促进基层首诊、双向转诊的有效落实,初步实现社康中心医疗服务能力、预防保健能力、患者满意度、医务人员收入"四提升"和医院运营成本、居民就医成本"两下降"。医疗保险支付方式改革为罗湖医院集团建立了正向激励机制,提高了集团整体绩效和运营效率,以及医疗机构的自主控费意识。

第四章

药品和医用耗材保障政策分析

药品和医用耗材保障政策是三医联动改革的重要一环。推动药品和医用耗材厂商公平竞争,有效降低药品和医用耗材价格对减轻群众就医负担具有重要意义。本章主要介绍国内外药品定价机制,并着重分析国内药品定价、流通、采购政策以及医用耗材保障政策的主要内容、演变历程、政策影响及应对措施。

第一节　药品保障政策分析

本节在介绍药品定价主要机制的基础上,详细介绍我国药品定价政策、药品流通"两票制"改革政策、药品集中采购政策和医药电商政策等。

一、药品定价机制及其国际比较

（一）药品定价的主要机制

药品定价的主要机制包括以下几种:

1. 成本—效益分析定价

成本—效益分析（Cost-Effectiveness Analysis，CEA）定价即通过对两种或两种以上治疗方案的总成本和效益进行比较,综合考虑成本和疗效后进行定价。

在计算成本时,不仅应考虑药物成本(包括管理成本和治疗药物不良反应的成本),还应考虑与治疗或疾病相关的其他成本(如住院费用)。

Verhoef and Morris(2015)用图 4-1 来描述说明成本—效益分析定价方法。与对照方案相比,当新治疗方案在降低成本的同时提高疗效时(右下象限),新治疗方案比对照方案更具吸引力。当新治疗方案导致疗效降低而成本提高时(左上象限),对照方案是一个更具吸引力的选择。当新治疗方案成本和疗效都提高时(右上象限),新治疗方案的吸引力取决于付款人准备为额外疗效支付多少费用。当每增加一个疗效单位的增量成本低于支付意愿阈值(右上象限的 45度线下方)时,新治疗方案具有成本效益;相反,当每增加一个疗效单位的增量成本高于支付意愿阈值(右上象限的 45 度线上方)时,新治疗方案不具有成本效益。

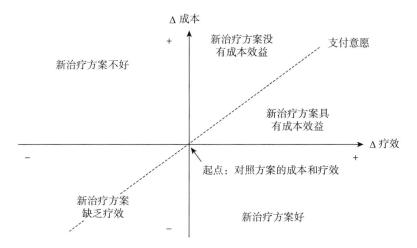

图 4-1　成本效益平面图,描述了新治疗方案与对照方案的边际成本和疗效

当新治疗方案的成本和疗效高于对照方案时,边际成本与疗效比(ICER)可按以下公式计算:

$$ICER = \frac{新治疗方案成本-对照方案成本}{新治疗方案疗效-对照方案疗效} \tag{4-1}$$

疗效可以通过多种方式衡量,通常与药物的治疗目标有关(例如治愈率)。当根据治愈率衡量疗效时,使用 ICER 衡量的成本效益表示为每额外治愈病例的边际成本。然而,这一措施具有很强的疾病特异性,因此很难与其他疾病的治疗方法进行比较。推荐的衡量标准是质量调整寿命年（QALYs），它考虑了生活质量和寿命长短。另一个通用指标是增加的寿命，它仅基于预期寿命，不考虑生活质量。这一指标更容易计算，因为它不需要与健康相关的生活质量信息，但它不如 QALYs 那么全面。

一种新的治疗方案是否具有成本效益，取决于决策者是否愿意为 QALYs 付费，决策者所处环境不同，结论不同。人们对成本—效益分析定价是否有利于药品创新存在争议，他们担心不利于药品创新的主要原因是：成本—效益分析低估了创新药物的价值，因为它忽视了对未来患者的益处以及非专利价格带来的节约。这主要是由于在成本—效益分析中，基于价值的定价是根据成本效益阈值建立的，但成本—效益分析无法捕捉与创新技术相关的许多维度。例如，解决未满足需求的创新技术的健康收益与解决已满足需求的较低水平创新技术的健康收益（例如，me-too 药物）的价值（并据此定价）相等。之所以如此，是因为成本—效益分析只奖励临床疗效，而不管疗效是否来自创新技术，其结果是定价和医保报销决策未能充分奖励有价值的创新（Moreno and Ray, 2019）。

2. 增值药[①]/创新药定价

药品基于价值定价要遵循以下原则：一方面应反映创新药对患者、医疗系统以及在某些情况下对社会的益处；另一方面应奖励成功的创新，并进一步激励研发创新。成本—效益分析无法捕捉与创新技术相关的许多维度，因此对于创新药，我们应在通常成本—效益分析的基础上，更全面评估其创新技术及增益，进而提高支付价格。

对于增值药，也应给予其创新价值以合理价格。如果压低增值药价格，一些定价政策就可能对患者获得该类药物产生负面影响。例如：①系统定位为非专利药物，并将增值药纳入基于活性物质的内部参考定价组；②招标/采购政策，其授予标准完全基于活性物质的经济标准（最低价格）；③外部参考定价，尤

---

① 增值药是指利用已知药物分子以满足医疗需求并为患者、医疗专业人员和/或付款人提供相关改进的药物。增值药的优势包括：更好的疗效、安全性和/或耐受性；更好的给药方式和/或易用性；新的治疗用途（在适应证或人群方面）。这些优势有助于改善患者依从性、疗效或生活质量，提高医疗专业资源的安全性和效率，增加治疗选择，防止过度医疗，提高成本效益。

其是当从定价和医保报销角度考虑增值药物时(例如,内部参考定价、招标等)。同时,一些医疗保险付费人可能将投资风险纳入决策,并有一种先入为主的观点,即创新药的投资风险较高,因此应根据风险对价值进行加权以确定价格。例如,在法国,定价委员会(CEPS)在制定价格时会考虑公司所承担的风险水平。

许多药物目前被批准用于多种适应证,不同适应证的潜在价值不同,对此不同国家制定了不同的药品定价机制。欧洲国家通常对所有适应证采取单一价格。然而,一些国家通过不同的机制实现了特定适应证的定价。例如,在法国,药品卫生技术评估是针对每个适应证进行的,药物价格(除其他标准外)是基于所有适应证的加权平均值。在意大利,在做出医保报销决定时,意大利药品管理局(AIFA)和药品制造商根据不同适应证商定不同的支付价格。

3. 参考定价

(1) 学名药参考定价

在学名药参考定价(Generic Reference Pricing, GRP)方式下,对于具有相同活性通用化学成分(非专利成分,市场上至少有一种非专利药)和包装的药品,政府(或保险)在定价时,将对根据药品最终价格制定的参考价进行最低补偿。最终价格由出厂价、法律规定的分销保证金和增值税组成。在美国,出厂价由美国食品与药物管理局(FDA)和相关公司(包括仿制药公司和专利药公司)、生产商谈判确定。仿制药公司和专利药公司都可以自由地将药品价格降到已经设定的参考价以下。在这种情况下,参考价将相应降低。因此,学名药的价格永远不会低于参考价。患者需要支付处方价与参考价之间可能存在的差额。如果一种药品的处方价高于参考价,药剂师就有义务告知患者有更便宜的替代品,除非开处方者在处方上注明"不可替代"。如果患者愿意接受替代品,药剂师就有义务分发最便宜的药品,患者的费用将全额报销。通用的参考定价将刺激价格竞争,提高药物价格敏感性。如果药品价格与其参考价之间存在重大差距,那么患者应选择价格与参考价一致的药品。这有利于减少药物支出,提高药品配置效率。

(2) 疗效参考定价

疗效参考定价(Therapeutic Reference Pricing, TRP)是一种医疗保险支付定

价政策,它为医疗保险基金涵盖的一类药物设定了最大允许成本。疗效参考定价是基于一个治疗类别内的药物具有相似的有效性和安全性以及相同的治疗适应证,并且可以互换的假设。因同一治疗类别内的药物价格可能不同,为此确定一种参考药物,以可接受的成本提供相关的治疗方案。如果药物价格超过参考价格,那么患者需要自费支付该药物价格与参考价格之间的差额。

（3）外部参考定价

外部参考定价（External Reference Pricing，ERP）指以某种药品在其他国家的销售价格为本国药品医疗保险采购价格、谈判价格或政府定价的参考标准。根据外部参考定价,一国政府要求制药公司在本国收取的价格不得超过最大值,该最大值是根据制药公司在一组定义明确的其他国家（通常称为"参考篮子"）收取的价格计算的。例如,在法国,药品的上市价格不应高于德国、意大利、西班牙和英国的最低价格。外部参考定价最先在1989年被德国采用,现在在欧洲已经被广泛采纳。

在选取参考篮子时,一般会综合考虑经济发展水平、人口数量、人口年龄结构、采购需求量、地理位置等因素。如果实施外部参考定价政策会破坏其他国家潜在的更高价格,那么这可能降低制药公司在一个国家对药品进行低价定价的动机,这意味着制药公司可能宁愿推迟或不在购买力较低的国家推出药品,以保护其在较发达国家的定价权。此外,在高价市场降低价格可能导致制药公司研发投资减少。尽管存在这些潜在缺陷,许多国家仍执行外部参考定价政策,因为该政策在实践中取得了成功。例如,丹麦实施外部参考定价政策将他汀类药物（降低血液胆固醇水平的产品）的价格降低了26%以上,从而使患者和政府支出分别减少了3.0%、5.6%。

（4）平行进口

替代直接监管药品价格的另一种方法是,政府允许灰色市场平行进口药品,即从低药品价格地区（国家）进口到高药品价格地区（国家）,作为纠正市场失灵的措施。不像卖假货的造假者,灰色市场销售的是从授权分销渠道合法购买的正规产品。

灰色市场的合法性取决于司法管辖区采用的穷竭原则。穷竭原则定义了产品必须在品牌所有者授权下分布的地理区域,以排除商标侵权索赔。美国是采用国际穷竭法的国家之一,国际穷竭法赋予合法获得产品的第一所有者转售权,无论该产品首次在何处发布,但从其他国家进口目前属于非法的药品除外。因此,公司几乎无法通过法律行动阻止灰色市场活动。欧盟通过了一项区域穷竭法,这意味着平行进口仅在欧盟内部合法。还有一些国家(如巴西和俄罗斯)采用国家穷竭法,这基本上使平行进口成为非法。平行进口产生了新的需求,并通过间接向购买力较低的消费者提供产品而增加市场份额。平行进口的这一潜在好处对于增加药品和其他公共卫生产品的获取尤为重要。

(二) 药品定价的国际比较①

英国利用卫生技术评估来影响进入市场的新药的价格。英国卫生技术评估机构——国家卫生与临床技术优化研究所(NICE),主要通过经济评估来确定新药与现有替代品的成本效益,并计算其 ICER。NICE 使用的阈值范围为每个生命质量调整寿命年 20 000—30 000 英镑。法律通常要求国家卫生局(NHS)在 NICE 提出积极覆盖建议后的 90 天内向患者提供药物。药品制造商知道成本效益阈值,如果它们希望将药品纳入承保范围,就必须对药品进行相应的定价。因此,英国能够对初始药品价格进行间接控制。但是,昂贵药品的日益流行已开始限制使用成本—效益分析来间接控制药品价格。例如,NICE认为尽管丙型肝炎药物 Sovaldi 价格高昂,但它具有成本效益;然而 NHS 认为,由于丙型肝炎潜在患者人数众多,考虑到目前的预算,医保覆盖该药物是负担不起的。对于这些高价药品,可鼓励药品制造商与政府签订患者准入计划(如剂量上限协议),要求药品制造商支付超过预定数量的治疗费用。

澳大利亚也使用卫生技术评估模型。在国家药品福利咨询委员会(PBAC)的积极建议下,卫生与老龄部部长负责将药物列入处方药品清单。药品制造商负责对药品进行经济评估。PBAC 在制定处方清单时考虑了成本效益(但与英国不同,没有使用明确的阈值)、附加治疗价值、预算影响和其他因素。PBAC不像 NHS 那样,按照给定的药品制造商价格计算药品价格,而是促进政府与药

---

① 本部分主要参考:KANG S Y, BAI G, DISTEFANO M J, et al., Comparative approaches to drug pricing [J].Annual review of public health,2020,41:499-512.

品制造商举行定价谈判。药品制造商还可以与政府签订风险分担协议，如价格—数量协议，如果销售额超过预测金额，药品制造商就可以接受降价或给予政府一定折扣。对于非专利药物，澳大利亚通过治疗参考定价设定最高报销水平。

德国一般不采用成本—效益分析来确定药品价格，药品制造商可以自由设定药品上市首年的价格，但必须向一个独立机构提交数据，详细说明药品的增加治疗效果。对该药品增加治疗效果的评估是随后几年药品定价的基础。对于不提供额外治疗效果的药品，政府部门将根据治疗参考定价分配最大报销金额，药品制造商可能需要以回扣的形式返还超额利润。对于提供额外治疗效果的药品，其上市首年后的市场价格将通过药品制造商和私人健康保险公司之间的谈判进行调整。外部参考定价是决定谈判结果的因素之一。不成功的谈判通过仲裁解决。

法国评估药品的治疗价值和增加治疗价值（这是与现有替代品相比的相对指标）。药品的治疗价值用于确定其是否列入药品报销清单及其报销率。对于治疗非严重症状的治疗价值中等或较低的药品，可以按药品价格的较低百分比报销。治疗价值评估涉及多个因素，包括疾病严重程度和负担、临床疗效、有效性和安全性以及是否存在替代治疗方案。对增加治疗价值的评估主要集中在药品与替代品相比的有效性上，并告知药品的标价。药品的标价由政府（药品经济委员会，the Economic Committee of Health Care Products）和药品制造商谈判确定。除增加治疗价值外，价格谈判还需考虑其他几个因素，包括外部参考定价和销售预测。增加治疗价值是影响谈判结果最重要的因素，政府每五年对一种特定药品进行一次重新评估，如果有重要的新观察或临床数据可用，那么应更早进行评估。政府和药品制造商之间的协议通常还包括与销售量相关的规定，如果超过预期销售量，则强制执行与销售量和广告相关的回扣。此外，当药品支出的增长率超过议会每年设定的阈值时，所有药品制造商都必须支付回扣。这些回扣因公司和药品而异，具体取决于药品的增加治疗价值及其对药品支出增长的贡献。

日本对治疗价值的评估决定了一种药物是否有资格获得报销，之后可以进行价格谈判。然后，使用增加治疗价值评估来分配相对于现有对照药物的价格加价,最具创新性的药物可能获得高达 120% 的加价。日本还使用外部参考定价调整与美国、英国、德国和法国偏离 25% 以上的标价。日本根据药房和医疗机构实际支付的价格,每两年修订一次标价,并根据实际价格确定下年的价格。这导致价格随时间而下降。日本在 2019 年实施卫生技术评估,利用成本—效益分析进一步调整药品价格。

有代表性的国家的药品定价措施比较如表 4-1 所示。

表 4-1 有代表性的国家的药品定价措施比较

国家	参考定价		增值药/创新药定价	成本—效益分析定价	绩效/风险分担协议
	外部参考定价	疗效参考定价			
英国和威尔士	否	否	潜在增加治疗价值决定了卫生技术评估时的选择	间接价格管制(卫生技术评估有明确的阈值范围,卫生技术评估最突出的标准)	是
澳大利亚	否	对仿制药实行最高报销	增加治疗价值药品清单制	间接价格控制(卫生技术评估没有明确的阈值,卫生技术评估的几个标准之一)	是
德国	药品价格谈判时使用	对非创新药实行最高补偿标准	创新药价格谈判	不常见	是
法国	药品价格谈判时使用	否	治疗价值决定患者补偿率;增加治疗价值药品清单制和折扣	不常见	是
日本	用于调整药品目录价格	否	治疗价值决定报销资格;创新决定加价	直接价格管制(明确阈值)	否

资料来源:Kang et al.(2020)。

二、中国药品的定价政策

（一）中国药品定价政策的历史演变

中国药品定价经历了政府管制和市场化定价两个阶段。

1. 政府管制阶段

在政府管制阶段，不同时期也有不同的特点。

（1）严格计划管理和价格管制阶段

20世纪80年代中后期以前，国家对药品生产企业和流通企业实行计划管理，对绝大部分药品流通实行极为严格的三级批发模式，对药品价格实行严格管制，制定药品的出厂价格、批发价格和零售价格，医疗机构按批发价购进药品，再加价向患者销售。

（2）自主定价为主阶段

20世纪80年代中后期至1996年，随着计划经济向市场经济转轨，政府放松了药品价格管制，除对极少数大宗基本药品实行价格管制模式外，绝大部分药品价格完全放开。但是，放松价格管制后，药品市场滋生出各种腐败问题。

（3）政府全面定价阶段

1996年，国家计委颁布《药品价格管理暂行办法》，提出药品定价采取分类定价的方式，对药品出厂价格、销售价格、进销差率、综合管理费率和批零差率等进行了比较明确的规定；同时明确了进口药品进销差率和国内销售价格的相关规则。1997年，国家计委发布《药品价格管理暂行办法的补充规定》，对各类药品价格设定相应的计算公式和参数，主要采取成本加成方法定价。

（4）政府定价与市场调节价相结合阶段

2000年7月，国家计委发布《关于改革药品价格管理的意见》，明确药品价格实行政府定价和市场调节价相结合。实行政府定价的药品，仅限于列入国家基本医疗保险药品目录的药品及其他生产经营具有垄断性的少量特殊药品（包括国家计划生产供应的精神、麻醉、预防免疫、计划生育等药品）。政府定价以外的其他药品，实行市场调节价，取消流通差率控制，由经营者自主定价。政府定价原则上要按社会平均成本制定,由价格主管部门制定最高零售价格。同时,国家计委颁布了《药品政府定价办法》《国家计委定价药品目录》等相关规范性文件。2005 年,国家发展改革委颁布《药品差比价规则(试行)》,试行同种药品差比价。同年,国家发展改革委药品价格评审中心成立,专门负责药品生产经营成本和药品市场实际购销价格调查,测算药品成本及药品价格。

(5)药品价格监管完善阶段

2009 年,中共中央、国务院向社会颁布《关于深化医药卫生体制改革的意见》,启动了新一轮医改。主要措施包括:①建立并完善基本药物定价制度。2009 年,卫生部等九部委联合发布《关于建立国家基本药物制度的实施意见》和《国家基本药物目录管理办法(暂行)》。国家发展改革委制定基本药物全国零售指导价格,实行成本加成的定价方式,在保持生产企业合理盈利的基础上,压缩不合理营销费用。省级人民政府根据招标形成的统一采购价格、配送费用及药品加成政策,确定本地区政府举办的医疗卫生机构基本药物具体零售价格。政府举办的基层医疗卫生机构对基本药物按进价实行零差率销售;其他非营利性医疗机构要逐步取消药品加成。②完善药品出厂价格调查。2011 年11 月,国家发展改革委制定发布《药品出厂价格调查办法(试行)》,由药品价格评审中心具体实施或委托省级价格主管部门实施,负责核对药品和企业基本情况以及整体财务指标等信息,并以此为基础,多次强制推动药品价格下降。③完善药品差比价规则,并逐步引入药物经济性评价制度。2011 年11 月,国家发展改革委修订和完善了《药品差比价规则》(《药品差比价规则(试行)》及相关规定同时废止),以规范政府的药品价格制定行为,提高药品价格决策的科学性和透明度;同时,对专利药逐渐实行上市之前的药物经济性评价制度。

2. 市场化定价阶段

2015 年 5 月 4 日,国家发展改革委、国家卫生计生委、人力资源和社会保障部等七部门联合发布《关于印发推进药品价格改革意见的通知》,规定自 2015 年 6 月 1 日起,除麻醉药品和第一类精神药品外,取消药品政府定价,完善药品采购机制,发挥医保控费作用,药品实际交易价格主要由市场竞争形成。其中:

①医保基金支付的药品,由医保部门会同有关部门拟定医保药品支付标准制定的程序、依据、方法等规则,探索建立引导药品价格合理形成的机制。②专利药品、独家生产药品,建立公开透明、多方参与的谈判机制形成价格。③医保目录外的血液制品、国家统一采购的预防免疫药品、国家免费艾滋病抗病毒治疗药品和避孕药具,通过招标采购或谈判形成价格。④麻醉药品和第一类精神药品,仍暂时实行最高出厂价和最高零售价格管理。⑤其他药品,由生产经营者依据生产经营成本和市场供求情况,自主制定价格。

(二) 当前中国医疗保险基金支付药品定价政策

2020 年 7 月,国家医疗保障局发布《基本医疗保险用药管理暂行办法》,明确了医疗保险用药的支付范围和定价方式。2021 年 2 月,国务院办公厅印发《关于加快中医药特色发展的若干政策措施》,对中医药定价做出了规定。

1. 制定《基本医疗保险药品目录》

基本医疗保险用药范围通过制定《基本医疗保险药品目录》(以下简称《药品目录》)进行管理,符合《药品目录》的药品费用,按照国家规定由基本医疗保险基金支付。国务院医疗保障行政部门建立完善动态调整机制,原则上每年调整一次。

纳入国家《药品目录》的药品应当是经国家药品监管部门批准,取得药品注册证书的化学药、生物制品、中成药(民族药),以及按国家标准炮制的中药饮片,并符合临床必需、安全有效、价格合理等基本条件。支持符合条件的基本药物按规定纳入《药品目录》。

以下药品不纳入《药品目录》:①主要起滋补作用的药品;②含国家珍贵、濒危野生动植物药材的药品;③保健药品;④预防性疫苗和避孕药品;⑤主要起增强性功能、治疗脱发、减肥、美容、戒烟、戒酒等作用的药品;⑥出于被纳入诊疗项目等原因,无法单独收费的药品;⑦酒制剂、茶制剂,各类果味制剂(特别情况下的儿童用药除外),口腔含服剂和口服泡腾剂(特别规定情形的除外)等;⑧其他不符合基本医疗保险用药规定的药品。

国家医疗保障经办机构按规定组织药物经济学、医保管理等方面专家开展谈判或准入竞价。其中独家药品进入谈判环节,非独家药品进入企业准入竞价环节。谈判或者准入竞价成功的,纳入《药品目录》或调整限定支付范围;谈判或者准入竞价不成功的,不纳入或调出《药品目录》,或者不予调整限定支付范围。

2. 药品支付标准的确立

建立《药品目录》准入与医保药品支付标准(以下简称"支付标准")衔接机制。除中药饮片外,原则上新纳入《药品目录》的药品同步确定支付标准。药品支付标准的确立有以下五种方式:

① 独家药品通过准入谈判的方式确定支付标准。原则上谈判药品协议有效期为两年。协议期内,如有谈判药品的同通用名药物(仿制药)上市,医保部门可根据仿制药价格水平调整该药品的支付标准,也可以将该通用名纳入集中采购范围。协议期满后,如谈判药品仍为独家,周边国家及地区的价格等市场环境未发生重大变化且未调整限定支付范围或虽然调整了限定支付范围但对基本医疗保险基金影响较小的,根据协议期内基本医疗保险基金实际支出(以医保部门统计为准)与谈判前企业提交的预算影响分析进行对比,按相关规则调整支付标准,并续签协议。

② 非独家药品中,国家组织药品集中采购中选药品,按照集中采购有关规定确定支付标准。在考虑药品质量和疗效的基础上,从国家组织集中采购和使用药品以及谈判药品开始,对医保目录内药品按通用名制定药品支付标准,并建立动态调整机制。原则上对同一通用名相同剂型和规格的原研药、参比制剂、通过质量和疗效一致性评价的仿制药实行相同的支付标准。

③ 其他非独家药品根据准入竞价等方式确定支付标准。

④ 执行政府定价的麻醉药品和第一类精神药品,支付标准按照政府定价确定。

⑤ 医疗机构炮制的中药饮片、中药制剂实行自主定价,符合条件的按程序纳入基本医疗保险支付范围,采用专家评审方式进行调整。

三、药品流通"两票制"改革政策分析

(一) 药品流通"两票制"的推行背景

在过去,我国医药行业药品流通主要采用"多票制"的开票模式。"多票

制"即药品生产企业开票给代理商（代理商可以有 N 级，N>2），代理商开票给药品流通企业，药品流通企业再开票给医疗机构。在"多票制"模式下，各级代理商可能为了自身经济利益而逐层加价，最终造成终端药价虚高。

此外，在激烈的市场竞争环境下，部分代理商及医药流通企业为了最大化自身利益，采取商业贿赂、虚开发票等不正当手段；甚至可能有一些个人掌握了药品进货和销售渠道却没有任何资质，通过不正当途径挂靠在一家代理商下，自己采购销售药品给医疗机构，由挂靠代理商开票的行为，这些挂靠走票的行为极大地扰乱了有序的市场竞争秩序。

为了解决群众"看病难、看病贵"的实际困难，规范药品流通秩序、压缩流通环节、降低虚高药价、净化流通环境、打击"过票洗钱"、强化医药市场监管，国家祭出了"两票制"这把利剑。

（二）"两票制"试点与国家推行

2009 年 9 月，福建省食品药品监督管理局发布《关于印发福建省药品集中采购招标配送三个管理办法的通知》，率先对"两票制"有关做法做出具体规定，至 2012 年福建省全面推行"两票制"。2016 年，国务院医改办等八部门发布《关于在公立医疗机构药品采购中推行"两票制"的实施意见（试行）的通知》。2017 年，国务院办公厅发布《关于进一步改革完善药品生产流通使用政策的若干意见》，进一步明确推行药品购销"两票制"，指出综合医改试点省（区、市）和公立医院改革试点城市要率先推行"两票制"，鼓励其他地区实行"两票制"。

药品采购"两票制"是指药品在流通过程中需要开具两次发票，一是从生产企业到流通企业开一次发票，二是从流通企业到医疗机构再开一次发票。但以下情况特殊处理：①可视同生产企业。药品生产企业或科工贸一体化的集团型企业设立的仅销售本企业（集团）药品的全资或控股商业公司（全国仅限 1 家商业公司）、境外药品国内总代理（全国仅限 1 家国内总代理）可视同生产企业。②药品流通集团型企业内部向全资（控股）子公司或全资（控股）子公司之间调拨药品可不视为一票，但最多允许开一次发票。③为应对自然灾害、重大疫情、重大突发事件和病人急（抢）救等特殊情况，紧急采购药品或国家医药储备药品，可特殊处理。④麻醉药品和第一类精神药品的流通经营仍按国家现行规定执行。

公立医疗机构在药品验收入库时,必须验明票、货、账三者一致方可入库、使用,不仅要向配送药品的流通企业索要、验证发票,还应当要求流通企业出具由生产企业提供的进货发票证据,以便相互印证。国家鼓励有条件的地区使用电子发票,通过信息化手段验证"两票"。

(三)推行"两票制"的优点

推行"两票制"主要有以下优点:一是有利于打击药品流通领域挂靠走票、过票洗钱、偷税漏税以及药品回扣等现象;二是促进大型流通企业的兼并重组,推动产业上下游整合,改变我国药品流通行业小、散、乱的局面,流通环节更加扁平化、透明化,促进建立全国统一大市场,便于监管部门实施有效监督和管理;三是促进药品流通产生规模效应,降低流通企业运营成本,以利于降低药品价格;四是弱化营销在药品销售中的作用,激励药品生产企业更加注重研发投入,推动药品创新。

(四)推行"两票制"对药品流通行业的影响与应对

1. "两票制"使企业营销模式面临转型

国内药品生产企业有三种营销模式:第一种模式是"高开自营",即药品生产企业高开药品出厂价格,自己组建营销队伍进行营销;第二种模式是"高开代理",即药品生产企业高开药品出厂价格,委托营销队伍进行推广;第三种模式是"底价代理",即药品出厂价格是底价,药品生产企业通过招商代理的方式,将渠道和推广等让渡给代理商。"两票制"推出前,我国药品生产企业普遍采取"底价代理"的营销模式,要依靠代理商通过底价打包方式实现药品推广及销售,在流通环节形成"生产企业—代理商、代理商—配送商、配送商—终端"的三次开票环节,从而保持毛利率及降低销售费用率。"两票制"的推行使原有渠道被最大幅度地压缩,从原有的多层级商业渠道变为单一层级渠道。因此,"两票制"对这类药品生产企业提出了不小的挑战,其营销模式转型迫在眉睫。

2. "两票制"对医院药品保障的影响

推行"两票制"必将推动药品流通行业的重大变革,加速行业洗牌,使行业逐步走向规范化。但是短期内,"两票制"的实施对医院药品保障也产生了一些负面影响，主要包括："两票制"使配送商的数量大幅减少，药品生产企业对销售渠道的掌控能力增强，反而导致少数药品价格上涨；同时，药品流通企业备货减少，可能导致医院药品供给的暂时性下降，导致药品供应不稳定。为保障临床用药，医疗机构会采取购用可以替换原品种的药品或重新选择配送商等措施，导致药品替换率上升。

3. 企业应对策略

一是防范并购风险。大型、规范、信息化的企业面临更多的并购机会，但是企业在并购过程中面临并购风险：尽职调查是否彻底；被并购企业是否存在不合规行为及其不合规行为是否得以纠正；并购后不同企业文化、财务、信息等能否有效整合。对于药企来讲，可通过自建或并购的方式加码销售终端，打造垂直产业链。药企营销转型，目的是整合市场上的营销资源。因此，药企不一定要全面自建营销队伍，因为成本太高、周期太长，可以借助整合终端资源或并购的方式。由于代理市场日益艰难，部分药企又难以控制自营成本，合同销售组织（CSO）或许是较理想的营销模式。合同销售组织是指生产企业将产品销售服务外包给专业机构来完成，只在营销决策上进行监督和管理，并规定和取得营销活动的既定收益。通过合同销售组织模式，药企可节约营销团队建设及管理等费用，以较低的成本获得较大的市场收益。

二是加强财务管理。一方面，缓解资金垫付压力。"两票制"以后，上游是生产企业，一般不能提供资金垫付，而下游医疗机构压款周期可能比较长，药企的资金需求增加，对现金流管理要求更高。另一方面，对于产品竞争力较弱、营销能力匮乏、财务管理能力有限的部分中小药企，营销模式向"高开"转变后首先需要面对利润下降、税收成本急剧上升的问题。此外，税务处理、营销体系调整也将增加药企财务负担。

三是加强物流链管理。"两票制"后，供应链合作更加复杂，药企应加强信息化建设，对商品、供应商、客户、信息、资金、库存等经营活动要素进行更加全面的协调规划。代理制药企应根据不同代理商，制定个性化商务、渠道策略，根据其规模、辐射能力、配送能力、市场开拓能力、推广能力、经营状况进行综合考量。同时，还要关注代理商的区域控制能力及其行业口碑，从而在短期内尽可能实现全面的终端覆盖。由于"两票制"规定药企在每个省份只能选择一家代理商，大多数长期合作或即将合作的代理商只能成为一级代理商的配送商，因此药企应积极协助配送商和企业一级代理商的合作与洽谈，做好配送商的协调工作。

四、药品集中采购政策分析

（一）药品集中采购政策的演变

计划经济时代，我国药品实行统购统销模式，以及由中国医药总公司统一规划的流通模式。随着市场经济体制改革的推进，从 20 世纪 90 年代开始，医院以分散采购为主，药品代理商与医疗机构直接交易。2000 年 2 月，国务院办公厅转发国务院体改办等部门《关于城镇医药卫生体制改革的指导意见》，推进药品流通体制改革，整顿药品流通秩序，提出进行药品集中招标采购工作试点。2001 年 11 月，卫生部等部门发布《医疗机构药品集中招标采购工作规范（试行）》，首次对药品集中招标采购经营模式和法律责任进行明确规定；同年，国务院纠风办等七部门联合发布《医疗机构药品集中招标采购监督管理暂行办法》，从招标主体、方式、组织、程序、合同、价格、监督等方面规范药品招标采购工作，但这一时期主要是以县市级集中招标采购为主。2009 年，卫生部等部门发布《进一步规范医疗机构药品集中采购工作的意见》，明确提出对纳入集中采购目录的药品实行公开招标、网上竞价、集中议价和直接挂网（包括直接执行政府定价）采购，以省（区、市）为单位集中采购，省级负责集中采购的组织和实施，市（地）、县级负责本级集中采购的监管。2018 年 8 月，国务院办公厅发布的《关于印发深化医药卫生体制改革 2018 年下半年重点工作任务的通知》提出，要开展国家药品集中采购试点，降低药品价格。2019 年，国务院办公厅发布的《关于印发国家组织药品集中采购和使用试点方案的通知》明确提出，国家拟定基本政策、范围和要求，组织试点地区形成联盟，以联盟地区公立医疗机构为集中采购主体，探索跨区域联盟集中带量采购。

表 4-2 是药品集中采购政策主要文件一览。

表 4-2 药品集中采购政策主要文件一览

时间	颁布单位	政策文件	主要内容
1993 年	河南省卫生厅	《关于成立河南省药品器材采购咨询服务中心的通知》	成立河南省药品器材采购咨询服务中心,开启集中采购试点先河
2000 年	国务院体改办等	《关于城镇医药卫生体制改革的指导意见》	规范医疗机构购药行为,开展药品集中采购工作试点
2001 年	卫生部等	《医疗机构药品集中招标采购工作规范(试行)》	规范药品集中招标采购工作,明确招标采购行为规范和法律责任
2004 年	卫生部等	《关于进一步规范医疗机构药品集中招标采购的若干规定》	规范招标采购活动,扩大药品采购范围,扩大招标采购的监督管理
2009 年	卫生部等	《进一步规范医疗机构药品集中采购工作的意见》	提出以省为单位组织开展,全面推行网上集中采购,坚持"质量优先、价格合理"的原则
2010 年	国务院办公厅	《建立和规范政府办基层医疗卫生机构基本药物采购机制的指导意见》	提出以省为单位的集中采购,统一配送,坚持政府主导与市场机制相结合,招标和采购结合
2015 年	国务院办公厅	《关于完善公立医院药品集中采购工作的指导意见》	实行药品分类采购,加强配送管理,规范平台建设,强化监督管理
2017 年	国务院办公厅	《关于进一步改革完善药品生产流通使用政策的若干意见》	允许公立医院在省级集采平台上带量、带预算采购
2019 年	国务院办公厅	《关于印发国家组织药品集中采购和使用试点方案的通知》	提出"招采合一、带量采购、以量换价、国家组织、联盟采购、保证用量、医保保障"新思路

(二) 药品集中采购

1. "4+7"城市药品集中采购政策背景

"4+7"城市药品集中采购政策出自联合采购办公室于 2018 年 11 月 15 日发布的《4+7 城市药品集中采购文件》。根据采购文件的要求,北京、上海、重庆、天津 4 个直辖市及沈阳、大连、厦门、广州、深圳、成都、西安 7 个城市将作为药品集中采购的试点城市。试点地区委派代表组成联合采购办公室作为工作机构,代表试点地区公立医疗机构实施集中采购。

2019 年 9 月 1 日,上海阳光医药采购网发布《联盟地区药品集中采购文件》,集中采购扩面至 25 个省,加上主动跟进"4+7"政策的福建和河北,27 个省级行政区域都已纳入带量采购范围。

① 降低整体药价,减少灰色空间。我国药品面临价格虚高问题。其一,医院在药品购销环节的"双垄断"地位及"以药养医"的体制为医院赚取大额药品差价提供可能,从而导致药品价格扭曲。其二,过去我国药品流通环节繁杂无序、流通费用高,导致药品层层加价。"两票制"的推行虽然减少了药品流通的中间环节,但本身并未实质上改变药品制造及流通行业的利益格局,对终端药价影响有限。

② 促进规范用药,节约医药资源。目前,我国医药资源存在严重的浪费现象,主要体现在医药供应体系混乱,患者购药行为不合理,医生为获取额外收益多开药、开贵药,药品生产销售采用大包装等。

③ 完善招采流程,净化行业生态。按照以前的招采模式,药企虽能自主选择配送商,但医院指定配送商数量有限,因此药企议价能力弱、沟通成本大。而药品在完成招标、进院后,仍然可能面临"招采分离"现象。此外,药企也面临资金周转问题,过去医院回款情况不一,导致代理商和药企都有一定的垫资压力。招采领域的不规范行为,无疑增加了药企的营销成本负担。为了实现药品价格回归合理化,合理利用有限的医药资源,消除招采领域的机制障碍,国家出台了带量采购政策,以实现"招采合一、量价挂钩"。

2. "4+7"城市药品集中采购政策内容

2018 年《4+7 城市药品集中采购文件》公布了 31 个采购品种、名录及采购数量,约定以结果执行日起 12 个月为一个采购周期。在采购周期内提前完成约定采购量的,超过部分仍按中选价进行采购,直至采购周期届满。

(1) 申报企业要求

申报企业必须是提供药品及伴随服务的国内药品生产企业(进口药品国内总代理商视同生产企业)。同时,文件对申报企业提出了三点要求:

① 具有履行合同必须具备的能力；

② 参加本次集中采购活动前两年内，在药品生产中无严重违法记录；

③ 必须对药品的质量负责，及时、足量按联采办的要求生产，并向配送企业发送药品。

（2）中选品种确定

① 预中选品种确定准则。预中选品种确定采取价格优先原则，价格最低报价超过 2 家时，适用销量优先原则。具体来讲，第一，按价格确定：同品种符合申报条件的企业数≥2 家的，最低报价只有 1 家企业的，该企业的申报品种获得预中选资格。价格次低者作为中选候选企业，在中选企业无法保障供应时备选。仅有 1 家企业符合申报条件的，直接获得预中选资格。第二，同品种符合申报条件的企业数≥2 家的，当出现最低报价≥2 家企业的情况时，按以下规则及顺序确定 1 家企业获得预中选资格：本次集中采购前供货地区数多的企业优先（具体包括北京、天津、上海、重庆以及沈阳、大连、厦门、广州、深圳、成都、西安）；2017 年度上述 11 个地区该品种主品规销售量大的企业优先，有多个主品规的，销售量合并计算。

② 拟中选品种确定准则。获得预中选资格的企业及申报品种，统一进入议价谈判确认程序。第一，符合申报条件的企业数≥3 家的品种。预中选品种申报价格符合本次报价的有关要求，经双方确认后，获得拟中选资格。第二，符合申报条件的企业数≤2 家的品种。预中选品种申报价格降幅排名前列的（不多于 7 家），经双方确认后获得拟中选资格；其余预中选品种，联采办参考符合申报条件的企业数≥3 家的拟中选品种平均降幅等确定议价谈判最低降幅，降幅以试点地区 2017 年年底最低采购价为计算基准。申报价格符合降幅要求且达成一致意见的，即可获得拟中选资格。若不参加或不接受议价谈判的，该品种做流标处理，且将影响该企业在试点地区所涉药品的集中采购。

（3）中选药品采购

① 中选企业按照中选品种及其中选价格在省级采购平台（或其他符合规定的采购平台）上完成挂网工作，按要求组织签订购销合同并执行。

② 合同签订后，采购方与中选企业不得再订立背离合同实质性内容的其他协议或提出除合同之外的任何利益性要求。

③ 购销合同必须如实反映实际供应价格和采购量,采购方应当根据合同的约定及时回款,不得拖欠。

3. "4+7"城市药品集中采购政策的影响

从 2018 年 12 月公示药品中标价格来看,药品价格降幅达到 60%,远超市场预期。"4+7"城市药品集中采购政策颇具"颠覆性"的执行速度与力度必然会引发医药行业变革,对众多药企的生存和发展产生重大影响,具体表现在以下方面:

(1) 对药企研发的影响

我国大部分药企研发专业化程度不高,以生产专利期已过的仿制药为主,药品研发企业稀缺。近年来,国家投入大量研发经费支持新药创新,"4+7"城市药品集中采购政策可以说是在倒逼药企转型,引导其向创新方向发展,最终目标是实现创新药企与仿制药企分离:创新药企专注于研发,市场份额较低,但获取高利润;而仿制药企专注于生产,通过精益管理、提高质量、降低成本,获取少量利润,但占据大部分市场份额。

(2) 对药企营销的影响

"4+7"城市药品集中采购政策导致医院和医生不可随意进药,使药企依靠医药代表来推动药品销售的营销模式不再有效,从而将药企从无序竞争中解放出来,消除中间商赚差价和医生的"灰色收入"。伴随政策的不断推进,药企现有营销模式及策略必将受到冲击,营销日益专业化对传统药企的营销工作提出新的挑战,营销渠道下沉、关注县域市场、重组营销模式、调整营销组织及营销团队、向学术化营销转型已成为行业共识。

(3) 对药企财务的影响

现阶段,在"招采合一、量价挂钩"的药品采购原则下,企业报价越低,中标可能性越大。因此,为了占据较大的市场份额,药品价格不得不一降再降。这必然会影响企业盈利,甚至可能导致部分药企运营困难或被市场淘汰。尤其是非自产原料的药企,因为在采购周期一年内,原料价格可能受多种因素影响,一旦成本陡增而药价降低,企业就会面临较大的财务危机。

4. 药品集中采购常态化

2019 年国务院深化医药卫生体制改革领导小组《关于以药品集中采购和使

用为突破口进一步深化医药卫生体制改革若干政策措施的通知》、2021 年国务院办公厅《关于推动药品集中带量采购工作常态化制度化开展的意见》等都明确提出推动药品集中采购工作常态化。常态化药品集中采购的基本特点是带量采购、招采合一、质量优先、确保用量、保证回款。

（1）基本原则

一是坚持需求导向，质量优先。根据临床用药需求，结合医保基金和患者承受能力，合理确定集中带量采购药品范围，保障药品质量和供应，满足人民群众基本医疗用药需求。在质量方面，按照"最严谨的标准、最严格的监管、最严厉的处罚、最严肃的问责"要求，加强生产、流通、使用的全链条质量监管。医疗机构应加强中选药品不良反应监测，发现疑似不良反应及时按程序报告。完善部门协调和监管信息沟通机制，加快推进药品生产、流通、使用全过程追溯体系建设，基本实现中选药品全程可查询、可追溯。

二是坚持市场主导，促进竞争。建立公开透明的市场竞争机制，引导企业以成本和质量为基础开展公平竞争，完善市场发现价格的机制。

三是坚持招采合一，量价挂钩。明确采购量，以量换价，确保使用，畅通采购、使用、结算等环节，有效治理药品回扣。在采购量方面，确保优先使用。医疗机构应根据临床用药需求优先使用中选药品，并按采购合同完成约定采购量。医疗机构在医生处方信息系统中设定优先推荐选用集中带量采购品种的程序，临床医师按通用名开具处方，药学人员加强处方审核和调配。将医疗机构采购和使用中选药品情况纳入公立医疗机构绩效考核、医疗机构负责人目标责任考核范围，并作为医保总额指标制定的重要依据。在药品流通方面，做好供应配送。中选企业应做好市场风险预判和防范，按照采购合同组织药品生产，按要求报告产能、库存和供应等情况，确保在采购周期内及时满足医疗机构的中选药品采购需求。中选药品由中选企业自主委托配送企业配送或自行配送，配送费用由中选企业承担。配送方应具备药品配送相应资质和完备的药品流通追溯体系，有能力覆盖协议供应地区，及时响应医疗机构采购订单并配送到位。加强偏远地区配送保障。出现无法及时供应的，除不可抗力因素外，中选企业应承担相应责任和由此产生的所有费用，否则将被视为失信违约行为。

四是坚持政策衔接，部门协同。完善药品质量监管、生产供应、流通配送、医疗服务、医保支付、市场监管等配套政策,加强部门联动,注重改革系统集成、协同高效,与药品集中带量采购制度相互支持、相互促进。

（2）明确覆盖范围

① 药品范围。按照保基本、保临床的原则,重点将基本医保药品目录内用量大、采购金额高的药品纳入采购范围,逐步覆盖国内上市的临床必需、质量可靠的各类药品,做到应采尽采。将通过（含视同通过,下同）仿制药质量和疗效一致性评价（以下简称"一致性评价"）的药品优先纳入采购范围。符合条件的药品达到一定数量或金额,即启动集中带量采购。积极探索"孤儿药"、短缺药的适宜采购方式,促进供应稳定。

② 企业范围。已取得集中带量采购范围内药品注册证书的上市许可持有人,在质量标准、生产能力、供应稳定性等方面达到集中带量采购要求的,原则上均可参加。参加集中带量采购的企业应对药品质量和供应保障做出承诺。

③ 医疗机构范围。所有公立医疗机构均（含军队医疗机构）应参加药品集中带量采购,医保定点社会办医疗机构和定点药店按照定点协议管理的要求参照执行。

（3）完善采购规则

① 合理确定采购量。药品采购量基数根据医疗机构报送的需求量,结合上年度使用量、临床使用状况和医疗技术进步等因素进行核定。约定采购比例根据药品临床使用特征、市场竞争格局和中选企业数量等合理确定,并在保障质量和供应、防范垄断的前提下尽可能提高。约定采购量根据采购量基数和约定采购比例确定,在采购文书中公开。鼓励公立医疗机构对药品实际需求量超出约定采购量以外的部分,优先采购中选产品,也可通过省级药品集中采购平台采购其他价格适宜的挂网品种。

② 完善竞争规则。对通过一致性评价的仿制药、原研药和参比制剂不设置质量分组,直接以通用名为竞争单元开展集中带量采购,不得设置保护性或歧视性条款。对一致性评价尚未覆盖的药品品种,要明确采购质量要求,探索建立基于大数据的临床使用综合评价体系,同通用名药品分组原则上不超过 2个。按照合理差比价关系,将临床功效类似的同通用名药品同一给药途径的不同剂型、规格、包装及其采购量合并,促进竞争。探索对适应证或功能主治相似

的不同通用名药品合并开展集中带量采购。挂网药品通过一致性评价的仿制药数量超过 3 个的，在确保供应的前提下，集中带量采购不再选用未通过一致性评价的产品。

③ 优化中选规则。基于现有市场价格确定采购药品最高有效申报价等入围条件。根据市场竞争格局、供应能力确定可中选企业数量，体现规模效应和有效竞争。企业自愿参与、自主报价，通过质量和价格竞争产生中选企业和中选价格。中选结果应体现量价挂钩原则，明确各家中选企业的约定采购量。同通用名药品有多家中选企业的，价格差异应公允合理。根据中选企业数量合理确定采购协议期。

④ 严格遵守协议。各方应严格遵守法律法规和协议约定，落实中选结果，依法享有权利、履行义务并承担相应责任。采购协议期满后，应着眼于稳定市场预期、稳定价格水平、稳定临床用药，综合考虑质量可靠、供应稳定、信用优良、临床需求等因素，坚持招采合一、量价挂钩，依法依规确定供应企业、约定采购量和采购协议期；供求关系和市场格局发生重大变化的，可通过竞价、议价、谈判、询价等方式，产生中选企业、中选价格、约定采购量和采购协议期。

5. 企业应对分析

首先需要明确的是，药品集中采购政策对研发能力较强、产品竞争较少、不以公立医院为主要营销渠道的药企及生物制药企业的影响微乎其微，对仿制药企及原研药企影响较大。正略咨询认为，可以从中标企业与未中标企业、创新药企与仿制药企两个角度分析药企应对策略。

（1）中标企业与未中标企业

① 中标企业的应对。一方面，中标企业可以迅速占据市场份额，头部企业可以进一步巩固优势地位，通过这一渠道有效压缩传统医药产品的销售费用以及渠道管理费用，从而降低企业的成本。并且，药品集中采购有利于加速国产替代，提升国内药品企业的竞争力。另一方面，中标企业成为药品集中带量采购的重要供应商，势必面临药品价格下降的风险，企业的利润空间被压缩。因此，中标企业应持续研发新药，不能过分依赖集采药品，保持企业核心竞争力，同时进行成本控制，以应对利润被压缩的风险，并保障采购药品的及时供应。

② 未中标企业的应对。在药品集中采购政策背景下,未中标企业会面临市场份额被大量挤占的风险,需要积极转型。药企可以通过精准的财务核算、加强成本管理,控制药品批发和零售价格,在非医保领域占有更大的市场空间,以有效应对未中标给企业带来的损失和风险。此外,未中标企业更需要提高企业的药品研发能力和创新能力,并且积极申请专利,从而掌握稀缺的医药资源,提升中标率。

（2）创新药企与仿制药企

① 创新药企的应对。药品集中采购后,多数跨国药企调整了国内发展战略,通过降价、渠道下沉、剥离过期专利,专注创新药生产,以维持其市场份额。深圳市以立普妥为代表的众多原研药主动下调价格,平均降幅达 13.25%;辉瑞扩充心血管团队,主要推广方向是民营医院和乡镇;以罗氏为代表的药企选择将已过专利期的成熟产品剥离,不再作为战略核心。虽然创新药未纳入集中采购范围,但集中采购对创新药会产生一定的影响。对于国内创新药企而言,要加强差异化竞争,生产临床未满足需求的药品,并加强学术推广,提高医生和患者对产品的认知度。

② 仿制药企的应对。药品集中采购常态化政策实行后,仿制药企再难获得之前的高利润率,薄利多销是必然趋势。加强成本控制、创新制药工艺、保障药品质量、提高市场占有率将成为企业核心竞争力。仿制药企可以选择的发展路径主要有三条:路径一,紧盯专利药品,争做首仿药,尽早抢占市场份额;路径二,改良药品工艺,加强成本管控,在保障药品质量的基础上降低生产成本,增强药品集中采购中标竞争力;路径三:加大研发投入,采取自研或收购创新药专利的方式,逐步向创新药企转型。

五、医药电商政策分析

1998 年,国内第一家网上药店"上海第一医药"开业,医药电商由此起步,但仅过一年便被叫停。直到 2005 年,国家食品药品监督管理总局颁布《互联网药品交易服务审批暂行规定》,允许企业通过互联网销售非处方药,医药电商得到一定发展。

从 2012 年开始,医药电商进入成长期,政府出台了一系列鼓励政策。其中,2015 年 5 月,国务院发布的《关于大力发展电子商务加快培育经济新动力的意见》提出制定完善互联网食品药品经营监督管理办法,加强互联网食品药品市场监测监管体系建设,推动医药电子商务发展;2016 年 11 月,人力资源和社会保障部也在《关于印发"互联网+人社"2020 行动计划的通知》中提及支持相关机构开展网上购药等应用;2017 年 1 月,国务院取消互联网药品交易服务企业 B 证、C 证审核,同年 9 月取消 A 证审核,同时还推进"互联网+医药流通",推广"网订店取""网订店送"等新型模式。

不过,由于药品的特殊性,医药电商一直处于强监管态势,国家在鼓励支持发展"互联网+"医疗服务的同时,对网络药品销售者也做出诸多限制。如 2017 年 11 月,国家食品药品监督管理总局办公厅印发《网络药品经营监督管理办法(征求意见稿)》,要求网络药品销售者应当是取得药品生产、经营资质的药品生产、批发、零售连锁企业,其他企业、机构及个人不得从事网络药品销售;2018 年 2 月,国家食品药品监督管理总局办公厅发布《关于实施〈医疗器械网络销售监督管理办法〉有关事项的通知》,也提出加强对行政区域内从事医疗器械网络销售的企业和医疗器械网络交易服务第三方平台提供者的监督管理,督促企业和医疗器械网络交易服务第三方平台提供者切实履行主体责任。

表 4-3 为医药电商相关政策。

表 4-3 医药电商政策一览表

日期	部门	文件名称	相关内容
2005 年 9 月	国家食品药品监督管理总局	《互联网药品交易服务审批暂行规定》	1. 向个人消费者提供互联网药品交易服务的企业,应当具备以下条件:药品连锁零售企业;取得互联网药品交易服务机构资格证书(有效期 5 年);具有与上网交易品种相适应的药品配送系统;执业药师网上实时咨询;从事医疗器械交易服务,应当配备专职专业人员 2. 只能销售非处方药

（续表）

日期	部门	文件名称	相关内容
2014 年 5 月	国家食品药品监督管理总局	《互联网食品药品经营监督管理办法（征求意见稿）》	1. 允许第三方交易平台经营者从事互联网药品交易服务 2. 可以委托符合食品药品质量管理规范所要求的储存和运输条件的物流配送企业进行储存和运输 3. 在建立执业药师在线药事服务制度的前提下，允许销售处方药
2015 年 5 月	国务院	《关于大力发展电子商务加快培育经济新动力的意见》	制定完善互联网食品药品经营监督管理办法，加强互联网食品药品市场监测监管体系建设，推动医药电子商务发展
2016 年 7 月	国家食品药品监督管理总局	《互联网第三方平台药品网上零售试点工作结束》	国家食品药品监督管理总局分别通知河北省、上海市、广东省食品药品监督管理局，要求结束互联网第三方平台药品网上零售试点工作
2016 年 10 月	国家发展改革委办公厅	《关于征求对〈互联网市场准入负面清单（第一批，试行版）〉意见的函》	药品生产、经营企业不得采用邮寄、互联网交易等方式直接向公众销售处方药
2016 年 11 月	人力资源和社会保障部	《关于印发"互联网＋人社"2020 行动计划的通知》	建设统一、开放的医保结算接口，支持相关机构开展网上购药等应用
2017 年 1 月	国务院	《关于第三批取消中央指定地方实施行政许可事项的决定》	取消省级食品药品监管部门实施的互联网药品交易服务企业（第三方平台除外）审批，意味着 B 证、C 证均取消，药店网上售药不用审批了，可直接根据需求网络售药（如申请淘宝药店、微信药店等）
2017 年 2 月	国务院办公厅	《关于进一步改革完善药品生产流通使用政策的若干意见》	推进"互联网＋药品流通"，规范零售药店互联网零售服务，推广"网订店取""网订店送"等新型配送方式

（续表）

日　期	部　门	文件名称	相关内容
2017 年 11 月	国家食品药品监督管理总局办公厅	《网络药品经营监督管理办法（征求意见稿）》	网络药品销售者应当是取得药品生产、经营资质的药品生产、批发、零售连锁企业。其他企业、机构及个人不得从事网络药品销售。网络药品销售者为药品零售连锁企业的，不得通过网络销售处方药、国家有专门管理要求的药品等
2017 年 11 月	国家食品药品监督管理总局	《互联网药品信息服务管理办法》（2017 年修正）	互联网药品信息服务分为经营性和非经营性两类；提供互联网药品信息服务的网站，应当在其网站主页显著位置标注"互联网药品信息服务资格证书"的证书编号
2018 年 2 月	国家食品药品监督管理总局办公厅	《关于实施〈医疗器械网络销售监督管理办法〉有关事项的通知》	加强对行政区域内从事医疗器械网络销售的企业和医疗器械网络交易服务第三方平台提供者的监督管理，督促企业和医疗器械网络交易服务第三方平台提供者切实履行主体责任。省级食品药品监督管理部门要按照办法等规定要求，切实做好医疗器械网络销售和交易监测信息的处置工作
2018 年 4 月	国务院办公厅	《关于促进"互联网+医疗健康"发展的意见》	线上开具的常见病、慢性病处方，经药师审核后，医疗机构、药品经营企业可委托符合条件的第三方机构配送。探索医疗卫生机构处方信息与药品零售消费信息互联互通、实时共享，促进药品网络销售和医疗物流配送等规范发展

第二节　医用耗材保障政策分析

本节在介绍医用耗材的特点及其定价机制的基础上，重点分析基本医疗保险医用耗材支付管理政策和医用耗材带量采购政策及其对行业的影响。

一、医用耗材的特点及其定价

医用耗材是指经药品监督管理部门批准的使用次数有限的消耗性医疗器械。和药品比较，医用耗材品种品规更多、更复杂，产品研发周期短、更新换代更快，不同品种价值差异很大，即使同样的品规，材质不同价值差异也非常大。根据使用次数，医用耗材可以分为一次性医用耗材和可重复使用的医用耗材，绝大多数医用耗材属于一次性的。

根据价值，医用耗材可以分为高值医用耗材和低值医用耗材。低值医用耗材具有种类多、单价低、可替代品多、群众费用负担相对较轻的特点。但是，低值医用耗材总体消耗量大、使用频率高、使用范围广、种类繁多、需求量大，因此低值医用耗材总体市场空间并不小，医疗保险基金负担较重。一般情况下，低值医用耗材竞争充分，供应商多、同类产品品牌多，市场定价相对合理。高值医用耗材是指直接作用于人体、对安全性有严格要求、临床使用量大、价格相对较高、群众费用负担重的医用耗材。高值医用耗材价格形成机制主要有价格披露、招标采购和参考价格三种。价格披露是指强制要求所有厂家和经销商向价格监管部门披露所有的销售收入、销售数量和利润等，并基于对以往市场价格的梳理确定新的市场基准价格。招标采购是指采购方通过招投标的方式，按照规定的程序和标准择优选择交易对象，并确定对采购方最有利价格的定价机制。参考价格是一种以其他市场价格（国际或国内）为参照的监管价格形成机制，定价者会根据本国经济发展水平、医疗市场需求、医疗保险基金总额等因素，对参考价格进行调整。

二、基本医疗保险医用耗材支付管理政策分析

（一）基本医疗保险医用耗材支付管理政策

2019 年 7 月，国务院办公厅印发《治理高值医用耗材改革方案》。2020 年 6 月，国家医保局发布《基本医疗保险医用耗材管理暂行办法（征求意见稿）》，明确提出完善价格形成机制，降低高值医用耗材虚高价格。

1. 通用名管理

在依照国务院医疗保障行政部门医用耗材编码规则进行分类的基础上，按照以学科、用途、功能为核心，兼顾材质和特征，充分考虑不同学科分类的差异性，依据功能和效果相近、支付标准管理趋同的原则，将有医保耗材编码的耗材进行分类合并，形成医保通用名。医保通用名用于全国医保医用耗材目录准入、挂网采购、医保支付和基金监管等工作。医保通用名的命名依据医保医用耗材分类（三级分类+通用名+材质和特征），原则上三级分类名称前置，根据医保管理需要选取必要的材质和特征参数后置，形成医保通用名。例如，血管介入材料中的三级分类"冠脉药物洗脱支架"，取其必要材质特征，医保通用名命名为"冠脉药物支架（合金）"。

通用名模式下，大部分高值医用耗材可以按通用名直接准入医保医用耗材目录，有利于医保部门操作和管理，为投保人提供基本医疗保障。

2. 准入管理

国务院医疗保障行政部门制定国家基本医保医用耗材目录，对医保支付范围内的耗材统一实行准入管理，国务院医疗保障行政部门负责建立健全全国统一的医用耗材医保准入管理制度。省级医疗保障行政部门执行国家统一的医保医用耗材目录，按照医保支付标准的确定规则制定本行政区域内的支付标准。省级医疗保障行政部门负责指导、监督辖域内各统筹地区贯彻执行国家医保医用耗材目录和省级支付标准等。统筹地区医疗保障行政部门负责落实国家医保医用耗材目录和省级支付标准，按照医保协议加强对定点医药机构医保医用耗材使用的审核、监督和支付管理等，按规定及时结算和支付医保费用，并承担具体的统计监测、信息报送等工作。同时，鼓励省级医疗保障行政部门之间采取区域联盟或协作区域等形式，制定联盟或区域内医保医用耗材支付标准。

3. 支付范围

国务院医疗保障行政部门通过制定基本医保医用耗材目录确定医用耗材支付范围，综合考虑医用耗材的功能作用、临床价值、费用水平、医保基金承受能力等因素，对基本医保医用耗材目录进行动态调整。

4. 支付标准

在综合考虑参保患者基本医疗需求、临床使用实际情况、医保基金承受能力的基础上,发挥市场机制作用,确定医用耗材支付标准。国务院医疗保障行政部门在制定基本医保医用耗材目录时,要结合目录准入谈判、集中带量采购等工作,同步确定谈判准入和集中带量采购的医保医用耗材支付标准。

医保支付标准主要有以下三种:①新增通用名下的独家品种原则上通过谈判确定首次医保支付标准。谈判成功的,医保部门按照谈判协议确定的支付标准支付。国务院医疗保障行政部门可对部分价格高昂、对基金影响大的品种开展准入谈判,谈判成功的在全国范围内纳入支付范围。②纳入集中带量采购范围的医用耗材,根据集中带量采购结果确定和调整支付标准,推动类别相同、功能相近医用耗材医保支付标准的逐步统一。中选产品的医保支付标准按照中选价格确定,非中选产品的医保支付标准不得高于类别相同、功能相近中选产品的最高中选价格。③非谈判或未纳入集中带量采购范围的医用耗材,省级医疗保障行政部门逐步确定支付标准,未确定支付标准前,各地暂根据现行政策支付。

(二) 基本医疗保险医用耗材支付管理政策对行业的影响

长期以来,我国尚没有对高值医用耗材的医保准入、评价、监督、管理建立专门、统一的制度措施,主要以省、市为单位进行管理,各地缺乏统一的支付目录和支付标准,多数省份主要采用排除法、定额或限额支付等较为粗放的支付方式进行零散管理。

基本医疗保险医用耗材支付管理改革后,将促使医用耗材医保支付逐步走向规范化、标准化和科学化。全国统一制订医保医用耗材目录,有利于提供普惠制的医疗保障水平,并推动全国医用耗材大市场的建立。医保通用名的颗粒度细化、更为科学,符合医保支付实际管理的需要。这将利好创新医用耗材,促进新品上市和临床使用,推动医用耗材真正创新。

三、医用耗材带量采购政策分析

（一）医用耗材带量采购政策分析

和药品集中带量采购一样，医用耗材也历经了分散采购、地市招标采购、省级招标采购、挂网采购和带量采购等阶段。2021 年，国家医保局联合国家发展改革委等部门发布《关于开展国家组织高值医用耗材集中带量采购和使用的指导意见》，对国家组织高值医用耗材集中带量采购做出明确规定。

1. 基本原则

一是需求导向、确保质量。根据临床需求，遵循医疗技术发展规律，合理确定集中带量采购的高值医用耗材品种范围，确保质量和供应，满足人民群众基本医疗需求。

二是招采合一、量价挂钩。明确采购量，以量换价、确保使用，畅通采购、使用、结算等环节，改革高值医用耗材采购和使用中的不合理因素，治理价格虚高问题。

三是因材施策、公平竞争。考虑不同高值医用耗材临床使用特点、功能、技术、使用差异，以及生产供应能力等因素，形成具体采购方案，引导公平竞争。

四是部门协同、上下联动。强化部门合作机制，加强对中选产品生产、供应、采购、使用的监督监测，完善激励约束机制，在国家和地方两个层面协同推进高值医用耗材集中带量采购工作。

2. 覆盖范围

（1）品种范围

重点将部分临床用量较大、采购金额较高、临床使用较成熟、市场竞争较充分、同质化水平较高的高值医用耗材纳入采购范围，并根据市场销售情况、临床使用需求以及医疗技术进步等因素，确定入围标准。

（2）企业范围

满足两个条件：一是已取得集中带量采购范围内产品合法资质的医疗器械注册人（备案人）；二是在质量标准、生产能力、供应稳定性、企业信用等方面达到集中带量采购要求。另外,境外医疗器械注册人(备案人)应当指定我国境内企业法人协助其履行相应的法律义务。

（3）医疗机构范围

①所有公立医疗机构(含军队医疗机构);②医保定点社会办医疗机构可按所在省(自治区、直辖市)的相关规定,自愿参加集中带量采购。

3. 采购规则

（1）约定采购量

①采购量基数。根据医疗机构报送的需求量,结合上年度使用量、临床使用状况和医疗技术进步等因素进行核定。②约定采购比例。根据市场竞争格局和中选企业数量等合理确定。③约定采购量。根据采购量基数和约定采购比例确定,在采购文书中公开。④鼓励公立医疗机构对实际需求量超出约定采购量以外的部分,优先采购中选产品,也可通过省级医药集中采购平台采购其他价格适宜的挂网品种。

（2）竞价规则

①将治疗目的、临床功效、产品质量类似的同类高值医用耗材采购量合并,统一竞价,公平竞争;鼓励合并分组,促进竞争。②需要联合使用的多种高值医用耗材可整合成系统,视为一个品种进行采购。③根据高值医用耗材临床使用特点、标准化程度、参与企业数量等因素,因材施策,可采取招标、竞争性谈判、询价等方式进行采购。

（3）中选规则

①企业自愿参加、自主报价,通过质量和价格竞争产生中选价格与中选企业。②多家企业中选的,应合理控制不同企业之间的差价。按照量价挂钩原则,明确各中选企业的约定采购量,合理确定采购协议期。

（二）医用耗材带量采购政策对行业的影响

医用耗材治理被称为医改难啃的"硬骨头",其涉及的利益链条长,触及的改革面广。医用耗材带量采购有利于降低耗材价格,降低群众看病负担,节约医保费用。同时,规范采购、平等竞争有利于促进国产替代,提升国内企业的竞争力;并且,有利于净化流通环节,降低交易成本。

但是,由于医用耗材缺乏类似仿制药一致性评价的质量评价体系,其质量参差不齐,不同厂家的产品临床可替代性不够明确。另外,中选企业为了降低成本,选择的配送企业在服务水平以及供应能力方面可能达不到要求,从而降低配送效率。

第五章

职业健康保障政策分析

职业健康是保障劳动者创造价值的前提。构建职业健康保障政策体系的目的在于为劳动者创造安全、卫生、舒适的劳动条件,消除和预防劳动生产过程中可能发生的伤亡、职业病和急性职业中毒,保障劳动者的生命权和健康权。本章主要对工伤保险政策和职业病防治政策进行分析。

第一节　工伤保险政策分析

工伤保险能够有效保障因工作遭受事故伤害或者患职业病的职工获得医疗救治和经济补偿,促进工伤预防和职业康复,分散用人单位的工伤风险。本节主要介绍我国工伤保险政策的主要内容。

一、工伤及工伤保险

(一) 工伤的定义

工伤是指劳动者出于工作原因而发生意外事故或患职业病造成的身体伤害。构成工伤必须同时具备以下三个条件:第一,劳动者与用人单位之间存在劳动关系;第二,有劳动者遭受身体伤害的事实;第三,工伤是出于工作原因导致的伤害。

（二）工伤保险的定义

工伤保险是指为了分散工伤事故风险，由国家立法，政府强制实施，由单位（或雇主）筹资建立保险基金，进行工伤预防或者当劳动者发生工伤后造成暂时或永久丧失劳动能力时，根据工伤职工的伤残程度和职业病等级等提供医疗服务、经济补偿和工伤康复的一种保险制度。

工伤保险作为工业化发展的直接产物和现代社会保险制度的重要内容，至今已有一百多年的历史。19 世纪后期，由于现代工业的发展导致工伤事故日益增多，英国、德国、法国等工业化较早的国家相继以法律的形式规定雇主要为遭受职业伤害的工人支付补偿金，强制雇主负责工伤补偿。1884 年德国政府颁布了世界上第一部工伤保险法律，即《工人灾害补偿法》，该法律规定由政府成立专门的管理结构，统筹组织工人补偿事务，建立工伤社会保险基金，担负支付工伤费用。其后，英、法、美等国也相继进行了工伤保险立法。目前，世界上绝大多数国家已进入工业化阶段，工伤保险的发展在近年来得到了更为广泛的关注。

（三）工伤保险的原则

1. 无责任补偿原则

无责任补偿原则又称补偿不究过失原则，它是工伤保险应遵循的首要原则。无责任补偿原则是指劳动者在工作过程中遭遇工伤事故或患职业病，无论用人单位是否有过错，只要不是劳动者本人故意行为所致，工伤保险经办机构就应按照工伤规定标准对其进行伤害补偿，向其支付相应的工伤保险待遇。无责任补偿原则的确立有利于劳动者在工伤发生后能够得到及时的医疗救治和经济补偿。实行无责任补偿原则，保障工伤职工及其家属的基本生活，对稳定职工队伍、安定社会有着重要作用。当然，实行无责任补偿原则并不妨碍有关事故责任的行政追究，用人单位应对事故发生的原因、造成的后果以及应吸取的教训等进行认真调查、登记、分析和总结，并对事故责任承担人给予必要的处罚，以防止类似事故的重复发生，降低事故率。

2. 个人不缴费原则

工伤保险是雇主责任制,工伤保险费由用人单位缴纳,劳动者个人不缴费,这是工伤保险与养老、医疗等其他社会保险项目的主要区别之一。

3. 保障与补偿相结合原则

工伤保险首先应保障工伤职工的基本医疗服务,并对伤残职工或工亡职工遗属因工伤职工工资收入减少或中断所造成的生活困难给予保障,使其本人或遗属大体保持原来的基本生活。补偿是对工伤职工工伤后,因肢体器官或生理功能受到损害甚至丧失生命而给本人身心和家庭造成的痛苦给予适当经济补助,以示安慰,体现对劳动价值的尊重。一般补偿部分是一次性的,一次性支付给伤残职工或工亡职工遗属,除用作抚慰外,还用作解决突发灾难带来的预算外紧急支出。保障部分是长期分段支付的,通常根据工伤职工工伤前工资收入情况发放。

4. 因工受伤原则

工伤保险的目的是分散工伤风险,只有职工因工受伤才能获得相应的待遇。首先,职工受伤分工伤和非工伤,对于非工伤,工伤保险不承担责任。其次,职工因工受伤后在治疗疾病过程中,工伤保险只承担与工伤有关的疾病治疗费用,而由非工伤引发的疾病则不享受工伤保险待遇。再次,工伤保险待遇应主要根据伤残的程度和职业病的等级按相应标准给付,工伤医疗、护理和康复待遇应不受身份、年龄、性别、工资收入和缴费期限的限制,一视同仁。工伤补助的目的是保障职工及其家庭基本生活稳定,因此在待遇上主要应根据职工工伤前的工资收入水平和工伤后的劳动能力确定。

5. 工伤预防、工伤补偿与工伤康复三位一体原则

工伤事故一旦发生,补偿是理所当然的。但工伤的事后处置不能减少或避免工伤事故的发生,而工伤事故一旦发生,就必然对职工本人、单位甚至社会产生严重影响。因此,用人单位必须重视和强化预防工作,有效减少或避免工伤事故的发生。

当职工因工受伤后,除及时治疗外,还应综合一切可能措施,对残疾者进行治疗、训练以及运用一切辅助手段以达到尽可能补偿、提高或者恢复其已丧失

或削弱的功能,增强其能力,促进其适应或重新适应社会生活。工伤预防和工伤康复体现了对生命价值的尊重,世界各国均把加强安全生产、减少事故发生以及一旦发生事故及时治疗、促进职工早日康复并使之重新走上工作岗位,看成与补偿同等重要的工作来抓。

二、工伤保险的主要内容

工伤保险的基本内容一般包括工伤保险基金、工伤预防、工伤认定、工伤鉴定、工伤保险待遇等。

(一) 工伤保险基金

工伤保险基金是为实施工伤保险制度,通过法定程序而建立起来的、用于特定目的的基金,是实施工伤保险的物质基础。工伤保险基金主要用于工伤预防工作和对参加工伤保险的工伤职工待遇方面的支出。支出项目主要包括工伤预防费、工伤医疗费、生活护理补助费、伤残补助金、伤残津贴、辅助器具配置费、康复性治疗费、遗属抚恤金、丧葬补助金、一次性工亡补助等。

1. 工伤保险基金筹集原则

工伤保险基金筹集主要遵循以下原则:第一,企业或雇主缴费原则。工伤保险是从雇主责任保险发展而来的。依据职业风险理论,劳动者在劳动过程中发生伤残、死亡或患职业病,所造成的损失的补偿责任应由雇主承担,而不应由劳动者本人或其家庭负担,因此工伤保险理应由企业或雇主承担全部保险费用,个人不缴纳工伤保险费用。这一点在世界上已经形成共识。第二,以支定收原则。基金平衡方式可以分为当年平衡、阶段平衡和总体平衡。当年平衡是指当年筹集的费用与支付的费用平衡。这种方式理论上最为合理,但开始实施时困难较多,这是因为当年所需支付的费用很难事先预测,为保证收支平衡,需要准备一定数量的储备金,而且每年都要调整收取费用的比例。目前只有社会保险经验丰富、制度成熟的国家采用这种方式。阶段平衡也称"部分积累式",是指在满足支付即期费用的基础上,在企业可承受的范围内,适当积累部分基金,以应付未来一定时间内可能的风险。这一平衡期可为 5 年或 10 年。这种方式的费率会比当年平衡方式略高,但可以适当储备,以丰补歉,具有一定的灵活性。总体平衡即筹集的费用与受保人在享受待遇期内所需要的费用平衡。

2. 工伤保险费率确定

确定工伤保险费率,一方面要考虑支付待遇的需要,另一方面要考虑企业的承受能力。工伤保险主要有两种确定费率的方法。

(1)差别费率与浮动费率相结合

不同行业之间工伤事故发生率差异很大,在行业内,安全生产条件不同、管理水平差异等因素,导致行业内安全状况差异较大。为此,根据各行业或企业在单位时间上的工伤事故和职业病统计,以及工伤保险费用的需求预测,对不同行业或行业内不同企业确定不同的缴费比例,形成不同的费率档次,这就是差别费率。浮动费率建立在差别费率的基础之上,每年对各行业或企业的安全状况和工伤保险费用支出状况进行分析评价,根据评价结果,由工伤保险经办机构决定该行业或企业工伤保险费率上浮或下调幅度。费率确定的步骤有:一是根据工伤事故发生率、补偿金额以及企业工资总额等确定统筹地区的平均费率水平;二是根据行业风险、行业工资水平以及工伤保险平均费率水平确定行业费率水平;三是根据行业费率水平、企业工资水平和企业风险确定企业费率水平。行业费率水平和企业费率水平随工伤事故发生率及补偿金额等情况进行调整。

(2)统一费率

工伤保险统一费率是指所有工伤保险参保单位都按相同的费率进行缴费,不考虑不同行业、企业的风险差异。这种方式有利于更大范围分散工伤风险,费率确定相对简单,但它不利于进行工伤预防,容易产生逆向选择。

(二)工伤预防

工伤预防是指改善和创造有利于劳动者身心健康的、安全的生产环境和工作条件,防止工伤事故以及职业病发生的预防措施。

国外著名的"7∶4∶1"理论认为,如果企业发生职业病和工伤事故所造成的经济损失是7,那么在事故发生前企业采取了防护措施和相应的技术改造,其经济投资是 4;但如果企业在初建时就考虑到可能产生的职业危害和工伤事故，从而在整个项目上统筹考虑有关的防护手段，那么其经济投资仅为 1。美国著名安全专家赫伯特·威廉·海因里希(Herbert William Heinrich)的工业安全理论指出，只要规范人的不安全行为和物的不安全状态，以上工伤事故都是可以避免的。因此，只有把工作目标放在工伤的预防上，强化预防工作、防患于未然，通过有效的手段和措施减少甚至避免工伤事故的发生，才是劳动者的真正要求。这样既可以从根本上保障劳动者的安全，更能够降低保险成本，实现经济效益与社会效益的统一。

工伤预防的主要措施包括:一是通过缴费手段和费率机制将工伤预防与企业利益联系起来，促使企业改善职业环境，降低工伤事故发生率。例如，对不同企业实行差别费率，若企业工伤事故发生率比较高，则提高工伤保险费率;而若企业工伤事故发生率比较低，则降低工伤保险费率。二是通过各种手段，做好工伤预防宣传教育和培训工作。三是利用工伤保险基金开展工伤预防研究工作，提高企业工伤预防能力。

(三) 工伤认定

工伤认定是指当劳动者受到伤害后，由劳动行政部门根据相关政策或法律，判定劳动者所受伤害是否为工伤的问题。工伤认定的关键是劳动者是否因工作受到伤害。工伤认定是劳动者获得工伤保险待遇的前提，只有劳动者受到的伤害被认定为工伤，其才能获得工伤保险待遇。

(四) 工伤鉴定

工伤鉴定是指劳动者因工伤事故或职业病致残后，由国家法律规定的工伤鉴定机构对其丧失劳动能力的程度进行鉴定，以确定伤残等级的法定检验与评价。国际上对工伤的鉴定通常有两种办法:

(1) 劳动能力鉴定

它是以同年龄、同性别的健康人群的平均劳动能力为对照标准，评价劳动者伤残后所具有的劳动能力。在支付工伤保险待遇前，工伤保险经办机构首先必须对受伤者进行伤残鉴定以确定其伤残等级，然后按照伤残等级支付工伤保险待遇。劳动能力鉴定是落实工伤保险待遇的基础和前提条件。伤残等级是根据受伤者丧失劳动能力的程度确定的。

丧失劳动能力是指个人因身体或精神受到损害而导致本人工作能力严重减弱的状况。劳动能力的丧失可能是暂时的,也可能是永久的;可能是部分丧失,也可能是完全丧失。通常来说,丧失劳动能力的程度主要有三种,即人身能力丧失、职业能力丧失与一般劳动能力丧失。大多数国家在制定伤残等级的过程中,都综合考虑了上述三种情况。

（2）致残程度鉴定

它是按照器官损伤、功能障碍、医疗依赖三个方面将工伤、职业病伤残程度分解为相应等级的鉴定办法。

（五）工伤保险待遇

工伤保险待遇是指职工发生工伤后,获得的医疗救治、经济补偿和工伤康复方面的待遇。

1. 工伤医疗待遇

工伤保险经办机构通常免费为工伤职工提供医疗救治和康复等服务,其服务范围通常比疾病保障更广,待遇水平更优厚。工伤医疗待遇主要包括工伤医疗费用、康复性治疗费用和辅助器具安装配置费用等。对于全部或部分丧失劳动能力,需要别人照顾者,大多数国家还要支付一定的护理费用。工伤职工享受工伤保险待遇的时间一般是到伤残、疾病情况稳定时为止。

2. 工伤康复待遇

根据世界卫生组织的定义,康复是指综合、协调地应用医学的、教育的、职业的、社会的和其他一切措施,对残疾者进行治疗、训练,以及运用一切辅助手段以达到尽可能补偿、提高或者恢复其已丧失或削弱的功能,增强其能力,促进其适应或重新适应社会生活。从现代观点来看,工伤康复不仅仅是职业康复,而是一项复杂的社会工程,包括医学康复、教育康复、职业康复、社会康复等几个方面。

3. 工伤伤残待遇

工伤伤残待遇是指劳动者因工伤丧失劳动能力时,由工伤保险经办机构给予的现金补贴。伤残待遇一般包括暂时伤残待遇、永久伤残待遇等。

暂时伤残待遇又称工伤津贴,是对因工伤暂时丧失劳动能力的劳动者失去工作收入所给予的一种经济补偿。暂时伤残待遇是一种短期待遇,支付期限一般为 26—52 周。

劳动者医疗救治结束后,经过工伤鉴定,对于永久丧失劳动能力的工伤职工工伤保险应支付永久伤残待遇。永久丧失劳动能力可以分为完全丧失劳动能力、大部分丧失劳动能力和部分丧失劳动能力,根据不同情况以现金方式给予不同补助。完全丧失劳动能力的伤残待遇一般规定了最高限额和最低限额,按年金支付,多数国家支付的标准为本人工资的 66%—75%。大部分丧失劳动能力和部分丧失劳动能力的工伤职工伤残待遇支付方式按伤残程度确定,对伤残程度达到一定界限以上的定期支付,对轻度伤残者一般支付一次性抚恤金。大多数国家以丧失 20% 劳动能力为界限,20% 以下的一次性支付。

4. 工伤死亡待遇

工伤死亡待遇是指劳动者因工伤死亡后,支付劳动者遗属的经济补偿,一般包括一次性死亡补助金、丧葬补助金和遗属抚恤金。一次性死亡补助金是对工伤死亡职工家属一次性支付的补助金。丧葬补助金是对工伤死亡职工家属支付的用于丧葬费用的专项补助金。遗属抚恤金除了支付给死者配偶和未成年子女,也可以支付给死者的父母,有的国家还支付给死者未成年的弟弟或妹妹。遗属抚恤金按照死者生前供养人口、年工资收入等情况支付,标准一般为死者生前工资收入的一定比例。

三、工伤保险的功能

工伤保险关系到千百万劳动者的基本权利和切身利益,关系到人民生活、经济发展和社会安定。工伤保险主要有预防功能、补偿功能、康复功能和风险分散功能等。

1. 预防功能

生命权和健康权是劳动者最基本的权益。工伤事故或职业病严重威胁着广大劳动者的身心健康和生命安全,进而影响社会和谐稳定。工伤保险通过工伤预防,促进用人单位改善劳动条件并加强安全教育,对保障用人单位和职工的安全生产、防止或减少工伤事故或职业病、保护职工的身体健康至关重要。

2. 补偿功能

职工遭受工伤事故的伤害之后,会暂时或永久丧失劳动能力,并立即中断或终止工作,从而失去正常的收入来源,职工本人及其家庭的生活会因此而发生困难。在这种情况下,工伤保险及时对受伤职工及其家庭所遭受的经济损失给予补偿,解除受伤职工及其家属的后顾之忧,保障其基本生活,从而有利于维护社会稳定。

3. 康复功能

工伤保险通过工伤康复,采取各种措施使受伤职工的心理、精神、肢体、器官、智力和职业技能等得到全面或部分恢复,从而有利于受伤职工恢复健康和工作能力,促进其适应或重新适应社会生活。

4. 风险分散功能

工伤事故一旦发生,不仅会给受伤职工造成巨大伤害,还会对企业的生产经营造成很大影响。如果职工工伤赔偿经费全部由企业承担,则可能给企业造成灾难性后果。通过工伤保险,建立工伤保险基金,统一对受伤职工进行赔偿,有利于分散不同企业之间的工伤风险,减少企业损失,提高企业承担风险的能力。

四、中国工伤保险制度分析

我国的工伤保险制度建立于 20 世纪 50 年代初,1951 年政务院颁布、1953 年修订的《中华人民共和国劳动保险条例》标志我国职工工伤保险制度的建立。该条例规定职工因工负伤,医疗费及医疗期的津贴等均由企业负担,同时规定了工伤保险待遇标准。1957 年,《职业病范围和职业病患者处理办法的规定》公布 14 种职业病名单,规定职业病与工伤给付同等待遇。1969 年,工伤保险基金从全国统一实施和调剂改为企业自筹资金和给付,工伤保险完全变成了企业保险。1996 年 8 月,劳动和社会保障部颁布《企业职工工伤保险试行办法》,规定把工伤保险纳入社会统筹,改变由企业完全负担的单一模式。2002 年 4 月,劳动和社会保障部发布《职工非因工伤残或因病丧失劳动能力程度鉴定标准(试行)》,规范职工非因工伤残或因病丧失劳动能力程度鉴定工作。2003 年 4 月,国务院颁布《工伤保险条例》,于 2004 年 1 月施行。该条例扩展了工伤保险制度的适用范围,解决了工伤保险基金的来源和安全性问题,并对工伤鉴定过程进行了严格规定。该条例出台后,我国形成了以《劳动合同法》为基础,以《工伤保险条例》为核心的工伤保险法律体系。2010 年,国务院法规司重新修订了《工伤保险条例》。

(一) 工伤保险覆盖范围

中华人民共和国境内的企业、事业单位、社会团体、民办非企业单位、基金会、律师事务所、会计师事务所等组织和有雇工的个体工商户(以下称"用人单位")应当依照《工伤保险条例》规定参加工伤保险,为本单位全部职工或者雇工(以下称"职工")缴纳工伤保险费。

中华人民共和国境内的企业、事业单位、社会团体、民办非企业单位、基金会、律师事务所、会计师事务所等组织的职工和个体工商户的雇工,均有依照《工伤保险条例》的规定享受工伤保险待遇的权利。

(二) 工伤保险基金

工伤保险基金由用人单位缴纳的工伤保险费、工伤保险基金的利息和依法纳入工伤保险基金的其他资金构成。根据以支定收、收支平衡的原则,以及不同行业的工伤风险程度确定行业的差别费率,并根据工伤保险费使用、工伤发生率等情况在每个行业内确定若干费率档次。行业差别费率及行业内费率档次由国务院社会保险行政部门制定,报国务院批准后公布施行。

工伤保险基金逐步实行省级统筹。基金存入社会保障基金财政专户,用于《工伤保险条例》规定的工伤保险待遇,劳动能力鉴定,工伤预防的宣传、培训等费用,以及法律、法规规定的用于工伤保险的其他费用的支付。同时,应当留有一定比例的储备金,用于统筹地区重大事故的工伤保险待遇支付。

（三）工伤认定范围

职工有下列情形之一的,应当认定为工伤:

① 在工作时间和工作场所内,出于工作原因受到事故伤害的;

② 工作时间前后在工作场所内,从事与工作有关的预备性或者收尾性工作受到事故伤害的;

③ 在工作时间和工作场所内,因履行工作职责受到暴力等意外伤害的;

④ 患职业病的;

⑤ 因工外出期间,出于工作原因受到伤害或者发生事故下落不明的;

⑥ 在上下班途中,受到非本人主要责任的交通事故或者城市轨道交通、客运轮渡、火车事故伤害的;

⑦ 法律、行政法规规定应当认定为工伤的其他情形。

职工有下列情形之一的,视同工伤:

① 在工作时间和工作岗位,突发疾病死亡或者在 48 小时之内经抢救无效死亡的;

② 在抢险救灾等维护国家利益、公共利益活动中受到伤害的;

③ 职工原在军队服役,因战、因公负伤致残,已取得革命伤残军人证,到用人单位后旧伤复发的。

职工有视同工伤前两种情形的,按照《工伤保险条例》的有关规定享受工伤保险待遇;职工有视同工伤第三种情形的,按照《工伤保险条例》的有关规定享受除一次性伤残补助金以外的工伤保险待遇。

职工符合工伤和视同工伤的规定,但是有下列情形之一的,不得认定为工伤或者视同工伤:

① 故意犯罪的;

② 醉酒或者吸毒的;

③ 自残或者自杀的。

职工提出工伤认定申请应当提交下列材料:

① 工伤认定申请表;

② 与用人单位存在劳动关系（包括事实劳动关系）的证明材料；

③ 医疗诊断证明或者职业病诊断证明书（或者职业病诊断鉴定书）。

工伤认定申请表应当包括事故发生的时间、地点、原因以及职工伤害程度等基本情况。

工伤认定申请人提供材料不完整的，社会保险行政部门应当一次性书面告知工伤认定申请人需要补正的全部材料。申请人按照书面告知要求补正材料后，社会保险行政部门应当受理。

（四）劳动能力鉴定

劳动能力鉴定的程序为：

（1）提出申请

劳动能力鉴定由用人单位、工伤职工或者其近亲属向设区的市级劳动能力鉴定委员会提出申请，并提供工伤认定决定和职工工伤医疗的有关资料。

（2）专家鉴定

设区的市级劳动能力鉴定委员会收到劳动能力鉴定申请后，应当从其建立的医疗卫生专家库中随机抽取 3 名或者 5 名相关专家组成专家组，由专家组提出鉴定意见。设区的市级劳动能力鉴定委员会根据专家组的鉴定意见做出工伤职工劳动能力鉴定结论；必要时，可以委托具备资格的医疗机构协助进行有关的诊断。

（3）二次鉴定

申请鉴定的单位或者个人对设区的市级劳动能力鉴定委员会做出的鉴定结论不服的，可以在收到鉴定结论之日起 15 日内向省、自治区、直辖市劳动能力鉴定委员会提出再次鉴定申请。省、自治区、直辖市劳动能力鉴定委员会做出的劳动能力鉴定结论为最终结论。

（4）复查鉴定

自劳动能力鉴定结论做出之日起 1 年后，工伤职工或者其近亲属、所在单位或者经办机构认为伤残情况发生变化的，可以申请劳动能力复查鉴定。

（五）工伤保险待遇

1. 医疗待遇

职工治疗工伤应当在签订服务协议的医疗机构就医,情况紧急时可以先到就近的医疗机构急救。治疗工伤所需费用符合工伤保险诊疗项目目录、工伤保险药品目录、工伤保险住院服务标准的,从工伤保险基金支付。工伤保险诊疗项目目录、工伤保险药品目录、工伤保险住院服务标准,由国务院社会保险行政部门会同国务院卫生行政部门、食品药品监督管理部门等规定。职工住院治疗工伤的伙食补助费,以及经医疗机构出具证明并报经办机构同意,工伤职工到统筹地区以外就医所需的交通、食宿费用从工伤保险基金支付,基金支付的具体标准由统筹地区人民政府规定。

2. 工资及护理待遇

职工因工作遭受事故伤害或者患职业病需要暂停工作接受工伤医疗的,在停工留薪期内,原工资福利待遇不变,由所在单位按月支付。

工伤职工已经评定伤残等级并经劳动能力鉴定委员会确认需要生活护理的,从工伤保险基金按月支付生活护理费。生活护理费按照生活完全不能自理、生活大部分不能自理或者生活部分不能自理 3 个不同等级支付,其标准分别为统筹地区上年度职工月平均工资的 50%、40%或者 30%。

拓展:停工留薪期一般不超过 12 个月。伤情严重或者情况特殊,经设区的市级劳动能力鉴定委员会确认,可以适当延长,但延长不得超过 12 个月。工伤职工评定伤残等级后,停发原待遇,按照工伤保险待遇的有关规定享受伤残待遇。工伤职工在停工留薪期满后仍需治疗的,继续享受工伤医疗待遇。

---

3. 伤残待遇

共分为一次性伤残补助金和伤残津贴两部分,按照工伤鉴定确认的伤残级别分别发放不同额度的工伤保险金。

4. 死亡待遇

职工因工死亡，其近亲属按照相关规定从工伤保险基金领取丧葬补助金、供养亲属抚恤金和一次性工亡补助金。

拓展：一次性工亡补助金标准为上一年度全国城镇居民人均可支配收入的20倍。

（六）先行支付

《中华人民共和国社会保险法》确立了工伤保险基金先行支付制度，《社会保险基金先行支付暂行办法》对先行支付进行了明确、具体的规定。

1. 第三人侵权造成工伤的先行支付

个人由于第三人的侵权行为造成伤病被认定为工伤，第三人不支付工伤医疗费用或者无法确定第三人的，个人或者其近亲属可以持工伤认定决定书和有关材料向社会保险经办机构书面申请工伤保险基金先行支付。

2. 职工所在用人单位未依法缴纳工伤保险费的先行支付

职工所在用人单位未依法缴纳工伤保险费，发生工伤事故的，用人单位应当采取措施及时救治，并按照规定的工伤保险待遇项目和标准支付费用。职工被认定为工伤后，有下列情形之一的，职工或者其近亲属可以持工伤认定决定书和有关材料向社会保险经办机构书面申请先行支付工伤保险待遇：

① 用人单位被依法吊销营业执照或者撤销登记、备案的；

② 用人单位拒绝支付全部或者部分费用的；

③ 依法经仲裁、诉讼后仍不能获得工伤保险待遇，法院出具中止执行文书的；

④ 职工认为用人单位不支付的其他情形。

五、中国工伤保险制度存在的问题及改革方向

（一）中国工伤保险制度存在的问题

第一，覆盖范围窄，统筹层次低。大量新业态劳动者、其他灵活就业者、超龄劳动者以及建筑业、交通运输业等传统高风险行业的非劳动关系劳动者均处于工伤保障真空地带，而此类人群工伤发生率比较高，严重损害了劳动者的权益。同时，当前多数地区工伤保险仍以市县为单位统筹，基金调剂不足，抗风险能力较弱。

第二，工伤预防与康复功能有待加强。我国仍处于工业化的过程中，生产经营管理人员与从业人员的法律意识、劳动保护意识和职业危害意识不强，工伤事故发生率和职业病发病率长期居高不下。《工伤保险条例》虽然确定了工伤保险的预防功能，但没有涉及如何体现工伤保险预防功能，工伤保险预防机制缺乏系统、可行的制度措施。此外，工伤保险基金在预防性支出和康复性支出方面占比过小。

（二）中国工伤保险制度的改革方向

第一，扩大工伤保险覆盖范围，特别是把新业态从业人员纳入工伤保险覆盖范围。新业态打破了以劳动关系为纽带的工伤保险制度基础。工伤保险应优化缴费设计，适应平台企业跨区域经营、线上化管理、用工灵活的特点，在服务经办、程序简化、信息化建设等方面创新举措，保障平台企业、从业人员高效便捷办理参保缴费、待遇申领等手续。

第二，加快推进工伤保险省级统筹。统一规范工伤认定、劳动能力鉴定标准和待遇支付项目，逐步实现待遇平衡，提升工伤保险基金抗风险能力。

第三，建立健全工伤预防、经济补偿和工伤康复相结合的工伤保险制度，尤其是加强工伤预防工作，牢固树立预防优先的工作理念，从源头上控制工伤发生率，减少伤残（亡）人数，保护劳动者的职业安全。在工伤康复方面，建立先康复后评残和工伤康复早期介入工作机制，加强工伤康复管理和队伍建设，积极扩大工伤康复受益面，尽可能恢复工伤职工的身体功能，促使个人回归工作岗位、回归社会。

第二节　职业病防治政策分析

职业病防治能够有效预防、控制和消除职业危害,保护劳动者健康及其相关权益,促进经济社会发展。因此,形成预防为主、防治结合、分类管理、综合治理的职业病防治政策至关重要。本节主要对我国职业病防治政策进行分析,了解职业病防治政策的基本内容、关键流程、存在的问题及改革方向。

一、职业病概述

1. 职业病相关定义

职业病是指劳动者在工作中,因为接触了粉尘、放射性物质或者其他有毒有害物质,从而引起的疾病。这里的劳动者包括在企业单位工作的劳动者、在事业单位工作的劳动者以及在个体经济组织工作的劳动者。

职业危害又称职业性危害,是指包括意外事故和职业病在内的多种因人们所从事职业的特殊性而带来危险或潜在危险,当这些危险发生时会对人们的健康造成损害的因素。

2. 职业病的特点

（1）职业病病因具有特殊性

相较于其他疾病,职业病的病因具有特殊性,即只有职业性有害因素所导致的疾病才被认定为职业病。这就使得职业史、职业接触、职业危害成为职业病判断的核心因素。因此,从职业角度出发控制职业病也就有了一定的可行性。

（2）职业病具有长期积累性

常见的职业病(如尘肺病等)都具有长期积累性的特征,它们瞬发的可能性极低,患上疾病是一个长期积累的过程,化学物品的接触、化学材料的沉淀、细菌的感染等都需要较长的时间,因而不易被察觉。所以,做好职业病的预防工作需要从职业厂房和职业车间做起,防患于未然。

（3）职业病往往不表现在身体外部

职业病多表现为身体内部生理器官或生理功能的损伤,大多数职业病在身体外部显现不出来,但是病因在身体内部的沉淀过程会导致器官衰竭等问题,所以患上职业病之后其损害程度不亚于外伤。

（4）职业病具有不可逆性

职业病所带来的伤病都是不可逆的,很少有痊愈的可能,基本上除让患者远离致病因素自然痊愈之外没有更为积极的治疗方法。因此,职业病的预防必须得到关注,通过改善工作环境并减少职业危害接触,能够有效规避职业病。

（5）职业病病因具有可检测性

由于职业有害因素明确,因此可以通过提前对职业有害因素进行评估来改善工作环境,隔绝已检测出的职业病病因,减少职业危害的接触时间和接触水平,从而达到防范效果。

（6）职业病预防的重要性大于治疗

相较于常见疾病,职业病的预防工作应当排在第一位,因为早期的预防和诊断对于职业病的治疗与康复有着积极的意义。

二、中国职业健康安全管理体系

职业健康安全管理体系是 20 世纪 80 年代后期在国际上兴起的现代安全生产管理模式,它与 ISO 9000（质量管理体系）和 ISO 14000（能源管理体系）等标准体系一并被称为"后工业化时代的管理方法"。企业在发展过程中呈现规模扩大和专业化的发展趋势,往往会面临更大的职业健康挑战,职业健康安全管理体系的建设变得尤为重要。企业必须采用现代化的管理模式,使包括安全生产管理在内的所有生产经营活动科学化、规范化和法治化。

（一）职业健康安全管理体系发展历程

1999 年 10 月,国家经贸委颁布《职业健康安全管理体系试行标准》,形成了我国第一套职业健康安全管理体系。

2001 年 11 月 12 日,国家质量监督检验检疫总局正式颁布《职业健康安全管理体系规范》，自 2002 年 1 月 1 日起实施，代码为 GB/T 28001—2001，属推荐性国家标准。该标准与 OHSAS 18001《职业健康安全管理体系》的内容基本一致。

2011 年 12 月 30 日，国家质量监督检验检疫总局与国家标准化委员会发布 2011 版 GB/T 28001（GB/T 28001—2011），正式实施日期为 2012 年 2 月 1 日。

2020 年 3 月 6 日，国家市场监管总局、国家标准化管理委员会（SAC）发布 2020 年第 1 号公告，批准 GB/T 45001—2020《职业健康安全管理体系—要求及使用指南》，该标准等同采用 ISO 45001:2018《职业健康安全管理体系—要求及使用指南》代替了 GB/T 28001—2001、GB/T 28002—2011。

《职业健康安全管理体系—要求及使用指南》（GB/T 45001—2020）是我国职业健康安全管理体系领域最新的国家标准，等同采用 ISO 45001:2018《职业健康安全管理体系—要求及使用指南》，是对 GB/T 28001—2001/OHSAS 18001:2007《职业健康安全管理体系—要求》和 GB/T 28002—2011/OHSAS 18002:2008《职业健康安全管理体系—实施指南》的修订，现已代替 GB/T 28001—2001 和 GB/T 28002—2011。

随着经济的高速发展，我国已成为全球制造业大国，对职业健康安全管理工作的要求越来越高。近二十年来，我国职业健康安全管理体系标准实践取得了丰硕成果，得到了广大组织（企业）的高度认可和一致好评，在引导和促进组织（企业）更有效地提高职业健康安全意识、构建职业健康安全文化、提升职业健康安全管理水平、保障广大职工的身心健康和生命安全、有效降低财产损失、改善职业健康安全状况等方面将发挥了重要的推动作用，具有重要的经济意义和社会意义。

（二）组织（企业）实施职业健康安全管理体系

1. 组织（企业）实施职业健康安全管理体系应注意的方面

在实施 GB/T 45001—2020 时，组织（企业）需特别注意以下几个方面：

① "结构化要素"和"系统化思维"。这是所有管理体系标准所采用的共性技术，也是准确认识和理解管理体系标准的出发点与技术基础。

② "法治化基础"和"程序化管理"。法治是决定所有管理体系实践能否取

得成效的基础,既包括组织外部的法治环境,又包括组织内部的法治环境。

③ 基于风险特性与结合组织(企业)实际。在实施 GB/T 45001—2020 时,组织(企业)应首先考虑到其当前和未来所面临或可能面临的职业健康安全风险的特性与自身实际(包括组织或企业的性质和规模等)。

2. 组织(企业)建立职业健康安全管理体系的步骤

我国组织(企业)要依据 ISO 45001:2018 的要求,结合组织(企业)实际,按照以下六个步骤建立本组织(企业)职业健康安全管理体系:

① 领导决策与准备。领导决策、提供资源、任命管代、宣贯培训。

② 初始安全评审。识别并判定危险源、识别并获取安全法规、分析现状、找出薄弱环节。

③ 体系策划与设计。制定职业健康安全方针、目标、管理方案;确定体系结构、职责及文件框架。

④ 编制体系文件。编制职业健康安全管理手册、有关程序文件及作业文件。

⑤ 体系试运行。各部门、全体员工严格按体系要求规范自己的活动和操作。

⑥ 内审和管理评审。体系运行 2 个多月后,进行内审和管理评审,自我完善与改进。

三、职业健康风险及其管理

(一)职业健康风险

1. 职业健康风险的概念

职业健康风险(Occupational Health Risk,OHR)是指劳动者在工作过程中,因接触危害健康的相关因素,导致发生不良事故或疾病的可能性。职业健康风险结果常见的有工伤、职业病和职业有关疾病。

2. 职业健康风险的特征

职业健康风险具有以下几个特征:

① 客观性。职业健康风险是客观存在的,不以人的意志为转移,任何职业场所都存在危害健康的风险。在现实生活中,尽管人们的年龄、性别、职业、收入等不尽相同,但都不可避免地面临各种职业健康风险。

② 社会性。职业健康风险的损失最终都由人来承担。从这个意义上讲,职业健康风险具有社会性,没有人和人类社会,也就谈不上职业健康风险损失。

③ 不确定性和复杂性。不确定性和复杂性是职业健康风险的基本属性。作为一种纯粹风险,职业健康风险必然会给人们造成一定的损失,但是这种损失是否发生、发生的时间、损失的程度和承担的主体等均具有不确定性,且损失的表现形式千差万别。以个人的疾病风险为例,疾病的种类繁多,每一种疾病又因个体差异(如年龄、性别、婚姻状况、文化水平、职业、居住条件、生活方式或行为以及家族史等不同)而不同。

④ 可测性和可控性。可测性是指职业健康风险是可以测量的。根据风险发生机制,借助概率论和数理统计知识,利用损失的分布方法计算职业健康风险发生的概率。职业健康风险的可测性决定了它的可控性,通过分析存在的风险因素类型、预期后果及可能损失的大小等,采取相应的预防和管理措施,控制风险发生的概率以及损失的严重程度。

(二) 职业健康风险管理

1. 职业风险管理的概念

职业健康风险管理是指风险管理主体通过风险识别、风险衡量、风险评估,并在此基础上优化组合各种风险管理技术,对风险实施妥善处理、有效控制,从而降低和减缓风险所致损失的后果,以期以最小的成本获得最大的安全保障。

2. 职业健康风险管理的流程

职业健康风险管理的流程包括识别环境、判定危害、风险分析、风险评估、风险防控、风险监督与事后管理,如图 5-1 所示。

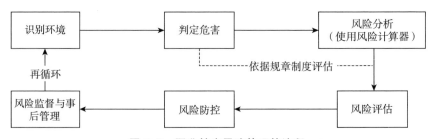

图 5-1 职业健康风险管理的流程

四、中国职业病防治体系

中国职业健康政策的发展始于 1951 年,其宗旨为"保护工人职员的健康,减轻其生活中的困难"。1986 年第六届全国人民代表大会第四次会议通过《中华人民共和国国民经济和社会发展第七个五年计划》(1986—1990 年),职业健康开始被重点关注。2001 年《中华人民共和国职业病防治法》(以下简称《职业病防治法》)的颁布,标志着我国职业健康政策发展进入新的阶段,该法律将预防、控制和消除职业危害,防治职业病,保护劳动者健康及其相关权益等内容以法律形式固定下来。随后,2002 年卫生部颁布《职业健康监护管理办法》,进一步规范职业健康监护工作。2012 年国家安全生产监督管理总局正式发布《用人单位职业健康监护监督管理办法》《工作场所职业卫生监督管理规定》,标志着更为完善的职业健康监护管理体系由此建立,2015 年卫生计生委颁布《职业健康检查管理办法》(《职业健康监护管理办法》同时废止),与前者形成有效呼应。自此,包含职业病预防、职业健康检查和职业病康复、职业健康监护监督三位一体的职业健康管理体系最终形成。2017 年 10 月中国共产党第十九次全国代表大会强调实施"健康中国战略",自此我国职业健康政策步入战略发展阶段。2019 年国家卫生健康委修正《职业健康检查管理办法》,2020 年颁布《工作场所职业卫生管理规定》(原国家安全生产监督管理总局 2012 年公布的《工作场所职业卫生监督管理规定》同时废止),标志着新时代职业健康政策发展进入新的阶段。

(一) 职业病预防

职业病预防是指用人单位应当依照法律、法规要求,严格遵守国家职业卫生标准,落实职业病预防措施,从源头上控制和消除职业病危害。

1. 职业病预防的主要政策

(1) 工作场所职业卫生要求

产生职业病危害的用人单位的设立除应当符合法律、行政法规规定的设立条件外,其工作场所还应当符合下列职业卫生要求:

① 生产布局合理,有害作业与无害作业分开;

② 工作场所与生活场所分开,工作场所不得住人;

③ 有与职业病防治工作相适应的有效防护设施；

④ 职业病危害因素的强度或者浓度符合国家职业卫生标准；

⑤ 有配套的更衣间、洗浴间、孕妇休息间等卫生设施；

⑥ 设备、工具、用具等设施符合保护劳动者生理、心理健康的要求；

⑦ 法律、法规、规章和国家职业卫生标准的其他规定。

（2）职业病危害项目申报与评价

用人单位工作场所存在职业病目录所列职业病的危害因素的，应当按照《职业病危害项目申报办法》的规定，及时、如实向所在地卫生健康主管部门申报职业病危害项目，并接受卫生健康主管部门的监督检查。

新建、改建、扩建的工程建设项目和技术改造、技术引进项目可能产生职业病危害的，建设单位应当按照国家有关建设项目职业病防护设施"三同时"（职业病防护设施必须与项目主体工程同时设计、同时施工、同时投入生产和使用，职业病防护设施所需费用必须纳入工程预算）监督管理的规定，进行职业病危害预评价、职业病防护设施设计、职业病危害控制效果评价及相应的评审，组织职业病防护设施验收。

2. 职业病预防的主要措施

（1）针对职业性呼吸系统疾病的预防

职业性呼吸系统疾病是指生产性毒物可以通过气态或气溶胶等形式通过肺部丰富的血管床进入血流，引起机体全身中毒；与此同时，呼吸系统也作为某些毒物特别是刺激性毒物的靶器官而直接遭受损害，导致急性化学性炎症、肺水肿，甚至急性呼吸窘迫综合征（ARDS）。

常见的职业性呼吸系统疾病有尘肺病、有机粉尘所致肺部疾病等。我国原材料产业众多，一线工人接触粉尘等有害物质的可能性较大，因此在防止粉尘伤害和预防职业性呼吸系统疾病方面，我国采取"革、水、密、风、护、管、教、查"八字方针进行干预。

拓展：

革：改革落后的生产工艺设备及技术措施，从根本上杜绝粉尘的危害。

水：采用湿式作业，防止粉尘飞扬。

密：采用密封方法防止粉尘进入空气。

风：加强作业场所的通风，将粉尘抽离现场，使之降低到国家标准允许浓度以下。

护：加强个人防护，采用符合国家标准的防尘口罩、送风头盔等保护劳动者。

管：加强管理，建立完善有效的管理制度和必要的措施及防尘设备维护、维修制度。

教：对劳动者进行必要的职业健康教育和防尘教育。

查：执行粉尘作业工人就业前和定期体检制度。

（2）针对职业性化学性中毒的预防

职业性化学性中毒是指在生产劳动中使用或接触有毒物质时，由于防护不够，使一定量的毒物经呼吸道、皮肤或消化道进入人体引起器官或组织病变，重者可危及生命。

常见的职业性化学性中毒有金属与类金属毒物中毒、刺激性气味中毒、窒息性气体中毒、有机溶剂中毒等。针对职业性化学性中毒，我国采取"革、风、布、护、服、管"六字方针进行干预，即技术革新、通风排毒、合理规划建筑布局、注意个体防护、完善职业卫生服务体系、健全安全卫生管理和规章制度。

（3）针对职业性听力损伤的预防

职业性听力损伤是指人们在工作过程中，由于长期接触噪声而发生的一种进行性的感音性听觉损伤。

常见的听力损伤来源为机械性噪声、流体动力性噪声、电磁性噪声等。针对职业性听力损伤，我国遵循"源头控制、传播控制、制定标准、个人防护、健康防护、合理休息"六要素进行干预。

拓展：

源头控制：一般采用两种方法控制源头，第一种是对设备结构和装置进行改良，以提高加工和装配质量；另一种是利用声的吸收、反射、干涉等特性，采用吸声、隔声、减振等控制技术对声辐射进行控制，以有效减少源头上的噪声损害。

传播控制：通过降低噪声传播过程中的分贝数，以降低噪声损害。可在车间装配吸声器或隔音室，以此来改善车间噪声环境，同时也可用隔声耳罩、隔声窗或隔声门等使人们远离噪声源，以达到隔声目的。

制定标准：制定工业企业卫生标准，现阶段我国采用《工作场所有害因素职业接触限值第 2 部分：物理因素》，强调噪声职业接触限值为每周五天，在每天接触噪声 8 小时的情况下，允许噪声强度为 85dB(A)。这一标准只适用于连续稳态噪声。当非连续稳态噪声出现时，需建立强制性应急措施来阻断噪声，或实施降噪处理。

个人防护：在高噪声条件下工作时，工人必须佩戴防护用具，如耳塞、耳罩、安全帽盔，若噪声过大，需要同时使用以上护具，并减少在噪声车间的停留时间。

健康防护：用人单位应当及时对工人进行健康检查，通过定期检测工人听力水平，进行听力能力测试，及早发现听力问题，并及时做好防护措施，提高工人健康质量。

合理休息：在噪声严重的工作中，用人单位应当合理安排工人休息，避免连续加班或连续工作时间过长，合理安排工人的休息时间，保证其充足睡眠。

（二）职业病病人保障

1. 职业病诊断

职业病诊断应当综合分析病人的职业史、职业病危害接触史和工作场所职业病危害因素情况、临床表现以及辅助检查结果等。没有证据否定职业病危害因素与病人临床表现之间的必然联系的，应当诊断为职业病。

2. 职业病待遇

用人单位应当保障职业病病人和疑似职业病病人依法享受国家规定的职业病待遇。

① 及时安排对疑似职业病病人进行诊断；在疑似职业病病人诊断或者医学观察期间，不得解除或者终止与其订立的劳动合同。疑似职业病病人在诊断、

医学观察期间的费用,由用人单位承担。

② 安排职业病病人进行治疗、康复和定期检查。

③ 对不适宜继续从事原工作的职业病病人,应当调离原岗位,并妥善安置。

④ 对从事接触职业病危害作业的劳动者,应当给予适当岗位津贴。

⑤ 职业病病人的诊疗、康复费用,伤残以及丧失劳动能力的职业病病人的社会保障,按照国家有关工伤保险的规定执行。劳动者被诊断患有职业病,但用人单位没有依法参加工伤保险的,其医疗和生活保障由该用人单位承担。职业病病人除依法享有工伤保险外,依照有关民事法律,尚有获得赔偿的权利的,有权向用人单位提出赔偿要求。

⑥ 职业病病人变动工作单位,其依法享有的待遇不变。用人单位在发生分立、合并、解散、破产等情形时,应当对从事接触职业病危害的作业的劳动者进行健康检查,并按照国家有关规定妥善安置职业病病人。

⑦ 用人单位已经不存在或者无法确认劳动关系的职业病病人,可以向地方人民政府医疗保障、民政部门申请医疗救助和生活等方面的救助。

五、中国职业病防治体系存在的问题及改革方向

(一) 中国职业病防治体系存在的问题

1. 职业病认定及职业伤害赔偿存在劳资利益冲突

市场经济体制下,由于存在劳资利益冲突,资方基于逐利思想会尽可能规避职业伤害赔偿。现有工伤保险制度已将职业病纳入工伤保险赔偿体系,但是企业仍需自担部分风险,因此资方会倾向于推诿责任,一些单位在用工前拒绝签订劳动合同,在职业病认定时配合度低甚至隐瞒部分信息等,最终导致职业病认定及职业伤害赔偿效率低、赔付少,甚至出现处于信息劣势的劳方自担费用或无法按时获得正常赔偿的现象。

2. 职业病潜伏期长,就业不稳定人群岗位变动快致责任认定困难

职业病的形成时间相对较长,往往不会在短时期内显现出来。相较于稳定工种,就业不稳定人群存在岗位变动大的工作特点,然而并不是其参与的所有

工作都存在职业危害风险,这也就造成职业伤害责任认定模糊的问题。一方面,造成隐性职业伤害的工作岗位因劳动者后期工作变动拒绝承认其为职业危害风险来源;另一方面,现工作岗位的单位不愿承担劳动者在本单位工作前工作所造成的职业病的赔偿。因此,当前职业病防治制度下,就业不稳定人群尽管被包含在职业病防治体系覆盖范围之内,但是在责任认定与赔偿分担环节存在困难。

3. 职业病康复及隐性长期职业危害致损难以界定

职业病康复具有长期性,对于如尘肺病等难以治愈的职业病来说,其康复流程长、康复难度大,且会对患者造成长期性的疾病风险和生活障碍。现有职业病防治体系中的职业病康复强调对现有疾病及其并发症/合并症的治疗,而职业病所带来的隐性长期职业危害往往难以认定和估量,从而对患者及其家属的长期稳定生活造成困扰。

4. 职业健康安全管理体系认知度较低

我国现行职业健康安全管理体系参照 GB/T 45001—2020《职业健康安全管理体系—要求及使用指南》,具有规范性和系统性的特征。形成科学化的职业健康安全管理体系并不意味着形成了较好的执行体系。当前,我国大多数企业仍继续沿用上一代职业健康安全管理体系,在实践中较少考虑新体系带来的新变化。这主要有两方面原因:一是政府和相关部门对新体系的宣传不到位,二是企事业单位对职业健康安全管理的重视程度不够,从而存在一定的认知疏忽和认知偏差,亟待提高职业健康安全管理体系的认知度和普及程度。

(二) 中国职业病防治体系未来改革方向

1. 强化部门责任,妥善处理劳资利益矛盾问题

当前,我国已经开启全面建设社会主义现代化国家的新征程,推进国家治理体系和治理能力现代化、适应人民日益增长的美好生活需要,对协同型政府建设提出了新的更高要求。劳动行政部门应加大执法力度,让职业病防治工作更具权威性和强制性,提高资方处理效率。卫生健康委等卫生健康部门应提供

包括更完善的职业病目录、更健全的职业病康复意见等措施,为劳方职业病的认定和补偿提供科学依据。宣传部门也应加大宣传力度,宣扬社会责任,提高企事业单位的责任意识,为社会生产活动提供更好的工作条件和工作环境,降低职工患职业病的风险。

2. 完善立法,建立针对特殊人群的职业病防治法律体系

就业不稳定人群分布在城市、城镇、乡村等各个地区,职业病防治体系在完善过程中应针对特殊人群提供规范化的法律保障。一方面,应形成明确的责任分担体系,即当职业病发生时,由医院或相关职业病认定机构对病情进行溯源,明确由导致职业病产生的企事业单位承担给付责任;另一方面,当就业不稳定人群为自主就业或个体户时,法律应为其提供必要的救济补贴,形成政府补贴、社会互助、个人负担三方供款的职业病治疗和康复供款模式,降低就业不稳定人群的治疗负担,解除其后顾之忧。

3. 建立健全完善的长期保障给付机制

职业伤害发生后带给职业病患者及其家属的长期影响应被重视。一方面,应进一步规范一次性职业病防治救助的发放流程,确保患有职业病的社会成员能够获得充分的机会和资金治疗疾病,避免错过治疗良机;另一方面,应逐步形成职业伤害长期保障给付机制,确保因职业病致残或对未来生活造成永久影响的社会成员能够获得稳定的收入来源,降低家庭负担,为职业病患者的长期康复提供良好的政策环境。

4. 加大对职业健康安全保障的宣传力度

目前我国已经形成新的职业健康安全管理体系,各部门和宣传单位应加大宣传力度,让更多的企事业单位,尤其是中小企业能够了解职业健康安全管理体系的内容和使用规范,为职工提供良好的职业健康安全保障环境。同时,我国《职业病防治法》日益完善,社区和基层应进一步加大宣传力度,让更多的社会成员了解职业病防治相关信息,树立保障自身及家人的身体健康、规避职业危害、维护自身合法权益的法律意识。

第三节 职业健康保障的地方案例分析

案例分析法能够通过引入具体的情境将抽象的政策具体化,形成更直观且具体的政策分析。本节将通过几个城市案例和工作类型案例,具体分析不同地区、不同职业的职业健康保障方式差异,为实现更有效的职业健康保障提供借鉴。

一、城市职业健康保障案例

(一) 广东模式

2022 年 4 月 25 日,广东省根据《职业病防治法》的指导意见,设立全国首家职业病防治院互联网医院,为异地职业病患者提供线上复诊、咨询、互联网诊疗等服务,更为便利地满足群众就医需求。

劳动者可以在用人单位所在地、本人户籍所在地或者常住地依法承担职业病诊断的医疗卫生机构进行职业病诊断。承担职业病诊断的医疗卫生机构不得拒绝劳动者进行职业病诊断的要求。职业病防治通过互联网医院的方式扩大了劳动者就近选择职业病诊断机构的权利。

1. 职业病防治政策

(1) 职业病防治网络逐步健全

广东省进一步完善职业病诊断体系,用人单位不提供工作场所职业危害因素检测结果等资料的,诊断、鉴定机构可结合劳动者的临床表现、辅助检查结果、职业史、职业危害接触史,并参考劳动者的自述、卫生行政部门提供的日常监督检查信息等,综合判断后做出职业病诊断。

(2) 职业病防治重点突出

我国第一大职业病是尘肺病,但广东省的第一大职业病是噪声聋。这和广东的产业有关,广东省以机械加工制造业为主,因此噪声给工人们带来的危害在职业病里排名第一。噪声防治方面,对于工厂来说,建议通过工艺改革降低噪声强度,并且合理安排工人轮班时间,暴露在噪声中的时长一天不超过 8 小时;对于工人来说,要求戴好耳塞或耳罩,如发现不适要及时前往医院就诊,并按时做好健康体检。为了将职业病防治关口前移,广东省职业病防治院毒理所建设了化学品毒性数据库,呼吁厂家规范使用环保材料,在发现未知的毒性物质时及时上报,职业病防治院毒理所进行检测后将发布该物质的毒性鉴定及风险评估报告供企业参考,给更多的企业和劳动者提供更安全的职业环境。

（3）职业病防治方式多元化

除职业病防治院互联网医院外,广东省还设立了广东省职业病防治院,已建设成为集职业病防、诊、治、研、管、教和核化事件应急处置为一体的具有一定国际影响力的公共卫生机构和三级专科医院。本着"团结、敬业、务实、创新"的精神,全院职工齐心协力、锐意进取,在职业病预防和康复工作中发挥了重要作用。

2. 广东职业病防治的启示

（1）职业病防治需构建科学完善的防治网络体系

一方面,职业病防治应实现网格化管理,即依托数字化平台,将各防治环节按统一标准划分成各单元网格,从而对现有各环节进行精细化监督和事件巡查,确保各单元子目标的实现;另一方面,在网格化管理的基础上形成协同化管理模式,即通过横向部门的协同,纵向职能的协同,政府与企业、民众的协同共治,提高职业病防治效果。

（2）职业病防治应突出重点、统筹兼顾

当前我国职业病的防治重点仍是尘肺病,其具有潜伏期长、危害性大的特点。广东省则根据产业现状形成了以防治噪声聋为重点的防治模式,并依托职业病防治院等机构构建了完善的职业病预防和治疗体系。各地政府、企事业单位应结合本地、本单位实际,因地制宜选择职业病防治重点,加强监督管理工作,解决主要矛盾。同时,在职业病防治工作中也要兼顾其他类型的职业病,通过分级分类监管的方式,提高职业病防治的效率。

（3）职业病防治主体、方式、维度多元化

第一,实现防治主体多元化。国家立法部门应形成更加科学完善的职业病防治法律体系;中央政府应完善职业病防治政策,协同各级地方政府形成上下联动的政策体系;企事业单位以及社会各界应加大对职业病防治的宣传和重视力度,形成良好的防治氛围;个人尤其是可能暴露在职业危害下的职工个体应做好自身防护工作,当职业危害发生后,要加强自身的维权意识,切实保障自身权益。

第二,实现防治方式多元化。一方面,可以通过建设职业病专科医院的方式有针对性地进行职业病防治;另一方面,可以通过开通线上渠道,更好地普及职业病防治知识,为有职业病困扰的人员提供线上问诊。此外,参考分级诊疗制度,可以形成职业病分级诊疗体系,让职业病防治资源下沉到基层、社区以及各企事业单位,快而准地进行职业病防治。

第三,实现防治维度多元化。充分调动各方资源,建设高素质的职业病防治队伍,实现预防为主、防治结合的职业病防治体系。摆脱以往"有病治病"的管理模式,并最终形成"预防、治疗、康复"三位一体的多维度职业病防治模式。

(二) 苏州模式

2018 年 9 月 4 日,苏州市人民政府办公室为进一步全面加强职业病防治工作,最大限度预防、控制和消除职业病危害,切实保障劳动者职业健康权益,依据《中华人民共和国职业病防治法》及《国务院办公厅关于印发国家职业病防治规划(2016—2020 年)的通知》《省政府办公厅关于印发江苏省贯彻落实国家职业病防治规划行动方案的通知》《"健康苏州 2030"规划纲要》,制定《苏州市贯彻落实国家职业病防治规划行动方案》。

1. 苏州职业病防治政策

（1）依法防治,强化监管

不断完善职业病防治相关地方性法规、规范和标准,依法依规开展工作。健全职业病预防控制、保障救助制度,加大职业卫生监管执法力度,落实法定职业病防治职责,建立健全"管行业必须管职业健康、管业务必须管职业健康、管生产经营必须管职业健康"的制度和用人单位诚信体系。

（2）源头控制,综合治理

把握职业卫生发展规律,坚持预防为主、防治结合,以重点行业、重点职业危害和重点人群为切入点,推进职业危害源头治理,建立分级分类监管机制,督促用人单位采取工程技术、个体防护、健康监护、培训教育等综合治理措施,开展重点行业领域职业危害专项治理,改善工作场所条件,预防、控制和消除职业危害。

（3）完善体系,提升能力

健全职业病防治技术服务体系,加强专业人才培养和队伍建设,强化职业卫生服务机构能力建设。加强职业危害因素识别,掌握职业危害因素对职业人群健康的影响,加强职业健康监护,推进职业病诊断、救治、康复的规范化,为劳动者提供高效、优质、方便的职业卫生服务。加强职业病防治科学研究,提升职业危害因素检测、评价、控制能力及职业病诊治水平。

（4）统筹推进,形成合力

围绕产业结构调整和优化,统筹抓好职业病防治工作。按照各自职责分工,实现部门和区域联动一体化,加强协调配合与资源共享,切实落实用人单位主体责任,提升劳动者个体防护意识,推动政府、用人单位、劳动者各负其责、协同联动,形成职业病防治工作合力。

2. 苏州职业病防治的启示

（1）构建完善的法律制度体系

为实现有效的职业病防治,需要强有力的法律支撑。各地应形成以《职业病防治法》为核心的完善的法律制度体系,丰富法律内容,明确职业病目录。同时,应深化职业健康检查服务供给侧改革,不断提高职业健康检查质量和水平,形成更加科学高效的职业病防治法律制度体系。

（2）形成科学有效的治理模式

首先,要健全检测网络,开展重点职业病检测工作,提升职业病报告质量;其次,要建立起职业病防治信息系统,实现政府部门间、企事业单位各职能部门间信息共享;再次,要严格管理职业危害源头,通过车间检测、空气循环系统建设、防护用具发放等方式从源头减少职业危害;最后,要实现全方位综合管理,减少职业病的发生,当职业病发生时也应将危害控制到最低程度。同时,要提高劳动者依法参与工伤保险的覆盖率,充分发挥工伤保险、医疗救助、社会慈善、商业保险等的保障功能，切实减轻职业病病人负担。

（3）明确各方主体职能分工

政府部门应形成科学的绩效标准，明确重点行业的用人单位职业危害项目申报率、工作场所职业危害因素定期检测率、接触职业危害的劳动者在岗期间职业健康检查率、主要负责人和职业卫生管理人员职业卫生培训率、医疗卫生机构放射防护检测率和设备性能检测率、放射工作人员个人剂量检测率等各项指标标准，对不合规的企事业单位勒令整改，减少职业危害的发生。企事业单位也应严格遵守法律法规，在车间设备购买、生产环境布局、工人培训等方面加大投入力度和监管力度，创造安全的工作条件和工作环境，保障劳动者的健康安全。只有各主体形成合力，才能真正实现职业病防治工作的顺利推进。

二、工作类型健康保障案例

（一）写字楼职业病防治案例

1. 办公室综合征

职工长期置身于封闭式办公室，往往会发生头痛、困倦、眼睛不适等症状，这会对职工健康造成潜在的危害。调查研究表明，约有 30% 常年久坐办公室的人员会产生这样的职业病困扰。其主要原因在于：封闭的室内环境会释放各种各样有害的化学物质，再加上长期的电脑辐射和缺乏运动，使得职工长期保持亚健康状态，形成办公室综合征。

防治方法：对办公室进行频繁的换气处理，尤其是夏天和冬天，通过购买和建设良好的换气设备，让室内的有害气体能顺利导出；同时，为职工设置科学且适量的活动时间，提高职工的免疫力。

2. 复印机综合征

经常接触复印机的人易患复印机综合征。由于复印机的静电作用，空气中会产生一定数量的臭氧，其经氧化作用生成氮氧化物。这种物质可损伤细胞生物膜，对眼睛、口腔、呼吸道黏膜有明显的刺激作用，使人产生头痛、头晕、眼与鼻咽部发干等症状。

防治方法:复印机避免日光直接照射;室内安装排气装置,保持空气流通;操作人员经常食用富含维生素 E 的食物;同时,可以安排复印机周边的轮岗工作,降低每一个操作人员使用复印机的频率。

3. 低头综合征

脑力工作者长期伏案工作会形成一种职业病,表现为出汗、颈肩与上臂酸痛,严重的可能存在暂时性的麻木感或永久性的脊椎变形,医学上称之为低头综合征。

防治方法:工作时坐姿要端正,头不要过低,不要离桌面太近;职工要加强自我锻炼意识,利用下班时间进行扩胸和仰卧起坐锻炼,矫正错误姿势;企业要置备人体工学桌椅设备,帮助职工拥有更舒适的办公体验。

4. 腰酸背痛

腰酸背痛是最常见的职业病,当长期保持同一姿势办公时,会导致肌肉僵硬,长此以往甚至会形成潜在的腰肌劳损、腰椎间盘突出等疾病。

防治方法:避免腰酸背痛,除保持良好的坐姿外,每一两个小时还应站起来活动一下筋骨;每天早晨最好做一些有氧运动,如慢步或做操等。

5. 胃肠道疾病

当代社会越来越多的职工形成了办公室—食堂—休息区三点一线的工作模式,从而导致完成进食后的食物难以通过充分的活动进行消化,这逐渐降低了肠胃蠕动的效率。同时,不规律的饮食习惯和生活习惯(如熬夜加班等)都会加大产生胃肠道疾病的风险。

防治方法:养成良好的饮食习惯和生活习惯,饭后可以适当地走路,避免饭后就躺下或坐下,改善胃肠道功能。

6. 颈椎间盘突出和腰肌劳损

颈椎间盘突出和腰肌劳损常见于 30 岁左右的人群,是久坐不动和坐姿不当引起的,症状多为腰痛、腿痛,在搬重物时腰痛明显加重。由于血液流动缓慢,供血量不足,长久下去会出现肌肉萎缩或肿块等现象。颈椎间盘突出和腰肌劳损在中老年期会对职工生活造成严重影响,需要得到广泛重视。

防治方法:一方面,患者应在发现状况后积极主动到医院就诊;另一方面,平时要参加体育锻炼,坚持慢跑,保持腰部肌肉活力。同时,企业也应重视职工的健康,通过建立健全职工保障制度,积极开展有利于职工身心健康的活动,提高职工的运动意识,从而有效避免写字楼职业病的发生。

案例:

B站武汉 AI(人工智能)审核组组长因过年期间被要求加班,在晚上9点到早上9点的工作强度下在大年初五凌晨脑出血猝死。过度压力与过度劳累是年轻人生病和猝死的主要原因之一。在一些行业和公司中,不断"内卷"的状态促使年轻人持续"奔跑"。"996"和"715"像黑洞一般,侵蚀着员工的休息时间,吞噬着人们的身心健康,加剧着人们的焦虑和压力。长期加班、过度劳累、心情抑郁,正成为杀死年轻人的凶手。

事件发生后,多位网友爆料称,B站审核岗位工作强度较大,且过年期间无法休假。实际上,近年来B站一直在大量招聘审核人员。在招聘平台可以发现,B站在其发布的"内容审核"职位描述中称,该岗位"有夜班、通宵班、每天工作十二个小时,做一休一,介意勿投递"。

(二) 工业工厂职业病防治案例

1. 工艺设计中预防职业病的发生

通过采用合理的工艺设计,减少一氧化碳等有毒物质的产生和传播,将可能引起急性中毒职业危害的高风险排除在工艺设计之外。同时,也可以采用新工艺技术,加大设备的密闭性建设,实现封闭中冶炼、负压操作等作业,有效避免金属烟尘对作业工人的危害,预防职业病的发生。

2. 设置有毒及可燃气体自动检测报警装置

当工作环境或工业流程中可能产生有毒及可燃气体时,工厂应设置自动检测报警装置,按照科学要求规定达到一定气体含量时报警,做好人员疏散和降低气体含量的应急工作;同时,也应按规范要求请有检测资质的部门对检测仪器进行定期校验,形成良好的车间环境。

　3. 加强对厂区的设计规划

　　规划时要考虑多风的方向、功能区划分、噪声隔离带，并做好密闭、通风工作。对每个物料转运点和烟尘漏泄处(如排铅口、放渣口等)均应设通风、除尘、除毒装置，配料和卸料处也应密闭、通风、除尘、排毒。

　4. 做好个人防护措施

　　工厂应为工人配备合格的防毒口罩，要求工人注意个人卫生，采取轮班作业，缩短工人劳动时间；同时，应加大工人的防范意识教育，让工人主动远离职业危害因素，降低发生职业病或工伤的风险。

　5. 制订中毒、爆炸等危机事件现场紧急救治方案

　　工厂无法精准预估危机事件的发生，因此应设置紧急救治方案，并在一定规模的工厂车间内按比例配备专业急救人员，确保当危机事件发生时能够进行紧急救治，避免错过最佳救援时间。

　6. 建立应急医疗救治网络

　　工厂应考虑在紧急救治方案的基础上建立应急医疗救治网络，建立健全三级应急医疗救治体系。应急医疗救治预案中还要明确各主体的职责、义务、指挥权，以及运送病人的路线等，以保证在发生事故的情况下及时有效地实施现场急救和安全转送中毒人员。

案例：

　　自 2010 年至 2017 年近十年间，深圳市华生机电厂共发生 5 例白血病。截至 2019 年 5 月 10 日，该 5 人均已完成职业病诊断，广东省职业病诊断鉴定委员会的最终结果均为"职业性肿瘤(苯所致白血病)"。调查结果表明，该企业未按规定进行职业健康检查，未建立职业卫生制度。

　　深圳市各职能部门、街道积极协调，主动介入，帮助患病工人进行职业病鉴定，组织捐款、协调企业工会借款解决治疗费用等。共有 4 名患病工人依法完成工伤鉴定和社保赔付，其中 3 名进行骨髓移植的工人均已获得该企业相应的医疗费用赔偿，1 名不适合骨髓移植工人的医疗费用一直由该企业支付。同时，该企业还通过工会给予 4 名患病工人 8 855 元至 41 200 元不等的救助。

（三）特殊岗位职业病防治案例

1. 教师职业病

调查报告显示,工作压力造成的职业病让教师过得并不轻松,咽喉炎、静脉曲张、颈椎病、精神焦虑是教师最常见的四大职业病。

案例:

"现在搞课堂改革,课比以前难上多了,几堂课下来,嗓子都冒烟了。"张杨是重庆市渝中区某小学英语老师,任教已 7 年,咽喉炎已困扰他多年。此外,静脉曲张也是教师最常见的职业病之一,尤其是女教师。其原因一方面和教师长时间站立有关,另一方面女性骨盆较宽大,血管结构过度弯曲以及月经期、妊娠期和绝经期时均会使骨盆内的静脉增加充血。

"现在的家长越来越挑剔,老师越来越难当。"重庆市江北区某小学老师刘萧在采访中告诉记者,一些过于溺爱孩子的家长给他们带来了极大的心理压力。此外,部分学校还存在以升学率、成绩衡量教师工作业绩的做法,使不少教师存在焦虑情绪。

预防措施:

① 改变讲话方式。教师应对发音技巧和嗓音养护常识有所了解,在平时讲课中,应采取正确的站姿并修正讲话的方式,改胸式呼吸为腹式呼吸,避免大声厉声说话;也可做一些保养措施,常用温开水、薄荷口含片润喉,不宜过多食用辣椒等刺激性食物以及巧克力等甜度高的食物。

② 教师在课间休息时,应以脚尖和脚后跟轮流支撑身体;上课时,应每隔一段时间使背部、颈部和腹部的肌肉绷紧 30—40 秒,以使背直、肩平、收腹,保持良好的体态;伏案工作半小时后,应站起来活动一下身体;课后休息时,可以进行快走、慢跑等锻炼。

③ 教师应防止久坐或久站,连续站立时间不要超过一个小时;晚上要坚持用热水泡脚,睡前可将双脚抬高架起,这些都可以促进腿部血液循环;同时,应注意腿部保暖,不要穿过短的裙子,不要长期待在空调房中。

④ 教师应通过自我调节、寻求疏导等方式缓解自己的焦虑情绪,在授课活动之外可利用周末时间进行社交活动,缓解内心压力,以避免因焦虑而带来的职业病。

⑤ 政府和学校应出台一系列的教师职业病保护措施。政府应为教师岗位提供良好的待遇条件,通过政策引领鼓励学校开展有助于教师身心健康的活动。学校也应加大投入力度,通过建立教师谈话间、教师休息室、教师运动室等,维护教师职业健康。

2. 室外工作职业病

室外工作会遇到高温作业等威胁。高温作业主要会造成急性中暑职业病。中暑分为热射病、热痉挛、热衰竭,轻者表现为头痛、心悸、恶心、呕吐、出汗,继而昏厥,重者则造成循环衰竭、颅内供血不足,直至死亡。

预防措施:

① 控制环境温度。通过设置风扇或空调、为露天工地提供遮阳伞以及隔离车间热源等方式降低环境温度,从源头上避免高温中暑。

② 注意补充水分。如果职工需要在高温的环境里进行体力劳动或剧烈运动,则应至少每小时喝 500—1 000 毫升凉水;同时,当有高温作业任务时,职工应禁止饮用含酒精或大量糖分的饮料,而应喝一些含盐水分来补充流失的盐分和矿物质,以满足人体正常的循环需求。

③ 加强个人防护。用人单位应为职工配备高温防护服、防护眼镜、面罩、手套、鞋盖、护腿等,并准备毛巾、风油精、藿香正气水以及仁丹等防暑降温用品;对辐射强度较大的高温作业工人,应提供耐燃、导热系数较小的白色工作服。职工(如消防员)短时间在较高温度的场所作业可穿冰背心。

④ 注意合理休息。用人单位应制定合理的作息制度,尽量缩短高温作业时间,尤其应避开气温最高的时间段作业,加强轮换作业。

⑤ 加强医疗预防。用人单位应对高温作业人员进行上岗前和入暑前职业健康检查,避免患有职业禁忌证的人员进行作业。当确有需求之时,也应将不适宜从事高温作业的工作人员调离至非高温工作区域工作。通过采用轮班制的方式轮番上岗进行高温作业,可以有效预防高温作业中职业危害的发生。

案例：

2010 年 7 月 30 日，济南市闷热，最高气温达到 36 摄氏度。高温天气让户外行人感到窒息，不一会儿就汗流浃背。这天上午，一位不知姓名的工友被发现倒在路边，随即被送往山东大学第二医院，经抢救无效死亡。临床检查发现，病发前他曾在高温下工作。

8 月 2 日，山东大学第二医院急诊科副主任邵明举表示，"无名氏"的死亡只是其中一例。在随后的时间里，医院又收治了多名中暑的劳动者，其中 5 人死亡，他们病发前都曾在高温下工作。

（四）启示和建议

1. 建立安全的工作环境

工作环境的安全对保障企事业单位职工健康至关重要，要建立安全的职业健康环境必须形成安全的工作环境。用人单位在工作地点的选取上应尽可能规避自然风险、灾害风险较大的地区，同时在工作场所内部建立完善的预警系统和防范系统，确保在职业危害发生前能够做到有效预防，在职业危害发生后能够尽量减少危害带来的损失。

2. 配备安全的工作工具

安全的劳动保护措施是建立安全职业健康环境的又一重要举措。在物理危害因素较多的工作岗位，应配备充分的安全帽以及耐高温、耐辐射服等工作工具，同时应尽量避免与危害因素接触。在化学危害因素较多的工作岗位，应配备鼻塞、防毒面具、防尘面具等隔绝危害因素的工作工具，减少职业危害接触。在生物危害因素较多的工作岗位，由于无法避免与蚊虫及其他危害因素的接触，应在配备充分的防护服的基础之上尽量减少工作时间，轮班上岗，确保将危害程度降至最低。

3. 建立规范的健康体系

用人单位在提供安全的工作环境和工作工具的基础上，还应建立规范的健康体系,将能够有效避免职业危害的工艺规程以规范的形式固定下来并推广应用;定期排查安全隐患,对工作环境中存在的风险进行动态评级,加大对安全设备的投入力度,以规范的健康体系建设安全职业健康环境。

4.培养积极的防范意识

职工的职业健康防范意识也很重要,用人单位应以部门、车间、小组等为单位定期开展安全防范会议,观看学习有效规避职业危害的方法,使职工充分了解职业危害所带来的负面影响,提升职工的防范意识。同时,领导班子应充分发挥带头作用,在工作过程中规范佩戴安全工具、穿戴防护服装,以此激励职工积极防范,为职业健康环境的建设贡献力量。

第六章

康护保障政策分析

部分人口特别是老年人口将面临失能风险,而失能将给个人自身和家庭带来沉重的负担。长期护理保险是有效缓解失能人口家庭负担、保障失能人口健康的有效制度安排。同时,老年人口因身体机能的特殊性,慢性病高发,医疗服务需求较大。医养结合是有效保障老年人口医疗和养老需求的有效措施。本章主要对长期护理保险政策和医养结合政策进行分析。

第一节　长期护理保险政策分析

长期护理保险设计的初衷是为失能人员提供经济补偿和护理服务保障,以尽可能长地维持个体的身体机能。本节主要对首批 15 个试点城市长期护理保险制度进行比较,并对中国长期护理保险发展面临的问题及其改革方向进行分析。

一、中国长期护理保险的发展

从 2006 年起,长期护理保险开始出现在我国政策文件中。2006 年国务院办公厅出台的《人口发展"十一五"和 2020 年规划》首次提出"探索建立老年服务志愿者、照顾储蓄、长期护理保险等社会化服务制度"。2011 年我国开始提出逐步开展长期护理保险试点。2016 年是我国长期护理保险政策的繁荣年,人力资源和社会保障部办公厅出台《关于开展长期护理保险制度试点的指导意见》(以下简称《指导意见》),明确规定青岛、南通、长春等 15 个城市作为试点地区,标志着我国长期护理保险制度正式进入试点阶段。《指导意见》对我国长期护理保险试点的基本原则、目标任务、基本政策和管理服务做了方向性阐释,奠定了地方层面长期护理保险政策文件的基础,有力推动了我国长期护理保险制度的快速建设。

同时,国家进一步细化长期护理保险的保障对象。2016 年国务院办公厅发布的《国家残疾预防行动计划(2016—2020 年)》和中国残联等部门联合制定的《残疾人康复服务"十三五"实施方案》重点关注残疾人照护、重度失能人员生活照料服务,助力健康中国建设。2020 年 10 月,国家医疗保障局和财政部发布《关于扩大长期护理保险制度试点的指导意见》,把长期护理保险的试点城市确定为 49 个,彰显了国家发展长期护理保险的决心。2022 年,党的二十大报告明确提出建立长期护理保险制度。

同时,政策文件中频繁提到要鼓励引导商业保险公司继续发展商业健康保险,积极发展商业性长期护理保险。

二、长期护理保险地方政策比较

下面以第一批 15 个试点城市为分析对象,从参保范围和保障对象、需求评估、筹资方式、服务形式和待遇水平四个方面对长期护理保险政策进行分析。

1. 参保范围和保障对象

关于参保范围和保障对象,2016 年人力资源和社会保障部办公厅出台的《指导意见》提出"原则上主要覆盖职工基本医疗保险参保人群",并"重点解决重度失能人员基本生活照料和与基本生活密切相关的医疗护理等所需费用",各试点地区可以根据实际情况合理调整。各试点地区在试点方案中也都确定了"保重点、保基本,量力而行、逐步完善"的原则,通过试点初步探索长期护理保险实施举措,之后再逐步扩大参保范围和保障范围。

从参保范围上看(见表 6-1),主要分为三大类:第一类为参加城镇职工基本医疗保险的参保人员,代表城市有安庆、广州、宁波、齐齐哈尔、承德、重庆。第二类为参加城镇职工基本医疗保险和城乡居民基本医疗保险的参保人员,参保范围较第一类有所扩大,代表城市有上饶、荆门、苏州、成都、青岛、上海。第三类为参加城镇职工基本医疗保险和城镇居民基本医疗保险的参保人员,代表城市有南通、长春、石河子。其中,上海参保范围较为特殊,为城镇职工基本医疗保险参保人员与城乡居民基本医疗保险 60 周岁及以上的参保人员。

表 6-1　首批 15 个试点城市长期护理保险参保范围

参保范围	代表城市
城镇职工基本医疗保险	安庆、广州、宁波、齐齐哈尔、承德、重庆
城镇职工基本医疗保险 城乡居民基本医疗保险	上饶、荆门、苏州、成都、青岛、上海
城镇职工基本医疗保险 城镇居民基本医疗保险	南通、长春、石河子

从保障对象上看(见表 6-2),大多数试点城市的保障对象限于重度失能人员,少部分试点城市的保障对象为中度、重度失能人员。保障对象为重度失能人员的城市有宁波、承德、重庆、齐齐哈尔、石河子、安庆、广州、荆门、上饶。保障对象为中度、重度失能人员的城市有长春、苏州、青岛、南通。成都除规定保障对象必须达到重度失能标准外,还要求连续参保缴费 2 年及以上并累计缴满 15 年。上海对保障对象的年龄做了限定,规定待遇享受者必须为年满 60 周岁及以上的中度、重度失能人员和部分轻度失能人员。

表 6-2　首批 15 个试点城市长期护理保险保障对象

保障对象	代表城市
重度失能人员	宁波、承德、重庆、齐齐哈尔、石河子、安庆、广州、荆门、上饶
中度、重度失能人员	长春、苏州、青岛、南通
重度失能人员、连续参保缴费 2 年及以上 并累计缴满 15 年	成都
年满 60 周岁及以上的中度、重度失能人员 和部分轻度失能人员	上海

2. 需求评估

在首批 15 个试点城市中,有 8 个试点城市采用 Barthel 指数评定量表对失能程度进行评估,包括南通、宁波、承德、重庆、齐齐哈尔、石河子、安庆、广州。Barthel 指数是用来测量个体基本生活能力,提供残疾严重程度评分的量表。它共有 10 项内容,每项根据是否需要帮助和帮助的程度及所花时间长短赋予 15、10、5 或 0 分,总分为 100,表示基本日常生活自理,得分越少,日常生活依赖他人越多。其他试点城市采用地方评估标准或综合性评估方法对失能程度进行评估。

2021 年国家医保局办公室会同民政部办公厅颁布的《关于印发〈长期护理失能等级评估标准(试行)〉的通知》明确规定了长期护理的失能等级评估标准。文件中首先对相关概念进行了界定。失能是指因年老、疾病、伤残等,导致人体的某些功能部分或全部丧失,从而正常的活动能力受到限制或缺失。长期护理是指在持续一段时间内给失能人员提供一系列基本生活照料和与之密切相关的医疗护理。文件对评估对象日常生活活动、认知、感知觉与沟通等方面的能力丧失程度进行分级评估。日常生活活动能力是指个体为独立生活而每天必须反复进行的、最基本的、具有共同性的身体动作群,即进行衣、食、住、行、个人卫生等日常生活活动的基本动作和技巧。认知能力是指个体在认知功能方面的表现,即在时间定向、人物定向、空间定向及记忆力等方面的能力。感知觉与沟通能力是指个体在视力、听力及与他人有效地沟通交流等方面的能力。评估指标分为一级指标和二级指标,具体评估指标如表 6-3 所示。

表 6-3　长期护理失能等级评估指标

一级指标	二级指标
日常生活活动能力	进食、穿衣、面部与口腔清洁、大便控制、小便控制、用厕、平地行走、床椅转移、上下楼、洗澡
认知能力	时间定向、人物定向、空间定向、记忆力
感知觉与沟通能力	视力、听力、沟通能力

需求评估的主体为长期护理保险定点评估机构及其评估人员,或其他符合试点地区医保部门相关规定的、具备相应资质的评估机构及评估人员等。

需求评估的对象为提出评估申请、符合试点地区医保部门相关规定并通过受理审核的长期护理保险参保人员。

需求评估的地点按照就近便利原则,安排在评估对象现居住地或其所在养老服务机构、医疗机构等。

日常生活活动能力通过 10 个二级指标的评定,将其得分相加得到一级指标总分及对应等级;认知能力通过 4 个二级指标的评定,将其得分相加得到一级指标总分及对应等级;感知觉与沟通能力通过 3 个二级指标的评定,将其得分相加得到一级指标总分及对应等级。各指标的具体得分情况如表 6-4 所示。

表 6-4　长期护理失能等级评估指标得分情况

一级指标	等级			
	能力完好	轻度受损	中度受损	重度受损
日常生活活动能力	100 分	65—95 分	45—60 分	0—40 分
认知能力	16 分	4—15 分	2—3 分	0—1 分
感知觉与沟通能力	12 分	4—11 分	2—3 分	0—1 分

综合日常生活活动能力、认知能力、感知觉与沟通能力 3 个一级指标等级,通过组合法综合确定评估对象长期护理失能等级。长期护理失能等级分 0 级(基本正常)、1 级(轻度失能)、2 级(中度失能)、3 级(重度失能 I 级)、4 级(重度失能 II 级)、5 级(重度失能 III 级)六个等级。具体失能等级划分如表 6-5 所示。

表 6-5　长期护理失能等级划分

日常生活活动能力	认知能力/感知觉与沟通能力(以失能等级严重的判断)			
	能力完好	轻度受损	中度受损	重度受损
能力完好	基本正常	基本正常	轻度失能	轻度失能
轻度受损	轻度失能	轻度失能	轻度失能	中度失能
中度受损	中度失能	中度失能	中度失能	重度 I 级
重度受损	重度 I 级	重度 II 级	重度 II 级	重度 III 级

长期护理失能等级的评估结论是享受长期护理保险待遇的依据。符合待

遇享受条件的,根据护理需求,选择护理服务方式、定点护理服务机构等,接受护理服务,享受相应待遇。

3. 筹资方式

在筹资方式方面,各试点地区基本上按照人力资源和社会保障部办公厅《指导意见》的做法,采取个人缴纳、财政补助、医疗保险统筹基金划转相结合的方式,同时接受社会捐赠。首批 15 个试点城市均依托医疗保险基金为重要的筹资主体。

表 6-6 介绍了首批 15 个试点城市的筹资方式。上海采取医疗保险统筹基金划转的方式;齐齐哈尔、重庆、苏州和承德采用个人缴费和医疗保险统筹基金划转相结合的方式;青岛、成都、广州、南通、荆门、安庆、宁波、长春则采取个人缴费、医疗保险统筹基金划转和财政补助三者相结合的方式;上饶采取个人缴费、医疗保险统筹基金划转、单位缴费和财政补助四者相结合的方式;石河子主要采取个人缴费的方式筹集长期护理保险资金。总体来看,试点阶段多数城市采取多元筹资方式,只有个别城市采取单一方式来筹集资金。参加城镇职工基本医疗保险的长期护理保险参保人员,主要是从城镇职工基本医疗保险基金划转资金筹集长期护理保险资金;参加城乡居民基本医疗保险的长期护理保险参保人员,主要是以从城乡居民基本医疗保险基金划转资金,并适当给予财政补助的方式筹集资金。在具体的筹资标准上,各地的方案差别也较大,这与不同地区自身的经济发展情况密切相关,且多数方案对职工参保人和居民参保人的缴纳标准做了区别。

表 6-6　首批 15 个试点城市的筹资方式

筹资主体	筹资方式	代表城市
医疗保险统筹基金	城镇职工:从职工基本医疗保险基金中按职工医疗保险缴费基数的 1% 划转 城乡居民:按照略低于职工基本医疗保险参保人员的筹资水平,从城乡居民基本医疗保险基金中划转	上海
医疗保险统筹基金、个人(含从医疗保险基金个人账户中划转)	筹资标准每年 60 元,其中参保人员个人缴纳 30 元,医疗保险统筹基金划转 30 元	齐齐哈尔

（续表）

筹资主体	筹资方式	代表城市
医疗保险统筹基金、个人（含从医疗保险基金个人账户中划转）	城镇职工：单位缴费部分，以个人职工医疗保险缴费基数为基数，按每人每月0.1%的费率从医疗保险统筹基金中划转；个人缴费部分，以个人职工医疗保险缴费基数为基数，按每人每月0.1%的费率从医疗保险基金个人账户中划转	重庆
	城镇职工：每年按84元/人从城镇职工基本医疗保险基金划入，并按2元/人·月的标准从医疗保险基金个人账户按月划转 城乡居民：每年按54元/人的标准从城乡居民基本医疗保险基金中划转（2023年标准，逐年调整）	苏州
	标准为上年度工资总额的0.2%，单位缴费按0.1%的费率从单位缴纳的医疗保险基金中划转，个人缴费按0.1%的费率从医疗保险基金个人账户中划转	承德
医疗保险统筹基金、个人（含从医疗保险基金个人账户中划转）、财政	城镇职工：单位缴费部分，按缴费基数总额的0.3%，从医疗保险统筹基金中按月转划；个人缴费部分，在职人员继续按缴费基数的0.2%从医疗保险基金个人账户中按月代扣，退休人员按其医疗保险基金个人账户划入基数的0.2%从个人账户中按月代扣；财政补贴每人每年30元 城乡居民：从城乡居民医疗保险基金财政补贴部分和个人缴费部分分别按不低于每人20元/年和10元/年的标准划转	青岛
	城镇职工：按照城镇职工基本医疗保险缴费基数的0.2%从医疗保险统筹基金中按月划拨，并根据不同城镇职工基本医疗保险个人缴费基数按0.1%—0.3%的费率（费率分三个等级，年龄不同，费率不同）从个人账户中按月划拨；财政补助按照城镇职工基本医疗保险中退休人员参保人数进行补助，以退休人员城镇职工基本医疗保险个人账户划入基数为补助基数，按每人每月0.01%比例，实行年度补助 城乡居民：成人个人缴费标准为每人每年25元，财政补助标准为每人每年30元	成都

（续表）

筹资主体	筹资方式	代表城市
医疗保险统筹基金、个人（含从医疗保险基金个人账户中划转）、财政	城镇职工：单位缴费费率为 0.05%，个人缴费费率分为三个等级，从 0.02%—0.12% 城乡居民：年满 18 周岁的在校学生个人缴费和财政补助各为 0.03%；年满 18 周岁的其他城乡居民个人缴费和财政补助各为 0.12% 城镇职工单位缴费从职工基本医疗保险统筹基金中按月划转，个人缴费从其职工基本医疗保险基金个人账户中按月代扣代缴。居民参保人员参加长期护理保险通过个人缴费和财政补助筹资，个人缴费和财政补助由医疗保障经办机构分别从城乡居民基本医疗保险基金个人缴费和财政补助部分中按年度划转	广州
	每年个人缴纳 30 元、医疗保险统筹基金划转 30 元/人、财政补助 40 元/人	南通
	筹资标准按照本市上年度居民人均可支配收入的 0.4% 确定，其中个人承担 37.5%，医疗保险统筹基金划拨 25%，财政补助 37.5%	荆门
	2020 年筹资标准为每人每年 40 元，其中参保人员个人缴费 20 元，地方财政承担 5 元，医疗保险统筹基金承担 15 元。长期护理保险个人缴费部分可从职工基本医疗保险基金个人账户中代扣代缴	安庆
	筹资标准：每人每年 90 元 在职职工由个人和用人单位各承担 45 元，退休人员由个人和医疗保险统筹基金各承担 45 元。个人承担部分从其职工基本医疗保险基金个人账户中代扣代缴，用人单位承担的部分从其缴纳的职工基本医疗保险保险费中划转 城乡居民：个人承担 30 元，剩余 60 元由财政统筹解决	宁波
	城镇职工：缴费基数与基本医疗保险缴费基数保持一致，费率为 0.2%，单位（或个人）缴费比例为 0.1%。单位缴费从医疗保险统筹基金中划转，个人缴费从医疗保险基金个人账户中划转 城乡居民：长期护理保险资金主要通过个人缴费和财政补助相结合的方式筹集。个人和财政分担比例为 5∶1，筹资标准为每人每年 12 元	长春

（续表）

筹资主体	筹资方式	代表城市
医疗保险统筹基金、单位、个人和财政	筹资标准为每人每年 90 元，其中个人缴纳每人 50 元、医疗保险统筹基金划转每人 35 元，单位缴纳或财政补助每人 5 元。城镇职工统一从医疗保险基金个人账户中代扣代缴，不足部分由参保人员按规定缴纳；城乡居民个人缴费统一从基本医疗保险基金家庭账户中代扣代缴或从城乡居民个人缴费部分建立门诊统筹时划转	上饶
个人	参加城镇职工基本医疗保险的，按每年 50 元/人从医疗保险基金个人账户中划转 参加城乡居民基本医疗保险的，18 周岁及以上的居民参保人，按每年 50 元/人的标准由个人自行一次性缴纳	石河子

4. 服务形式和待遇水平

各试点城市提供的长期护理服务主要包括两种形式，即机构护理和居家护理，有些城市还提供辅具服务。机构护理是指福利对象入住服务指定机构（指定的长期护理保险定点医疗机构、护理服务机构、养老机构和社区卫生服务中心）后接受专业化的长期护理服务。服务费用由长期护理保险支付，支付的内容既包括护理人员的劳务费，又包括服务对象入住机构后的护理床位、护理设备与护理耗材的使用费。居家护理主要是指由专业的护理人员对服务对象上门服务。有的地方又把居家护理进一步细分为定点机构上门护理和亲属居家护理。此外，青岛还开发了社区巡护制度，由护理服务机构护理人员通过上门形式，提供巡诊护理服务。我国首批 15 个试点城市长期护理保险的服务形式如表 6-7 所示。

表 6-7　首批 15 个试点城市长期护理保险的服务形式

地区	服务形式	补充说明
青岛、上饶、荆门、成都、苏州、齐齐哈尔、广州、石河子、上海、南通、重庆、安庆、承德	机构护理居家护理	青岛居家护理分为家护和巡护两种；承德指定三家服务机构为首批长期护理保险定点服务机构
宁波、长春	机构护理	

在开展长期护理保险试点的过程中，多数地区将长期护理服务项目的内容

分为基本生活护理和常用临床护理两大类。基本生活护理主要包括头面部清洁和梳理、洗头、口腔清洁、手足部清洁、修剪指/趾甲、会阴清洁、助浴、理发、协助进食(水)、协助更衣、整理床单位、安全防护及指导、协助如厕、排泄护理、协助移动、协助翻身叩背排痰等项目;常用临床护理主要包括生命体征及血糖监测、特殊皮肤护理、留置鼻胃管/尿管护理、鼻胃管/尿管更换、压疮护理、压疮预防及指导、生活自理能力训练指导、肢体功能训练指导、认知能力训练指导、精神慰藉、安宁服务等项目。

在待遇方面,各地一般根据失能等级明确每日或每月的最高支付限额,并对服务次数和服务时长有明确规定。护理费用由长期护理保险基金和失能人员个人(家庭)分担,长期护理保险基金分担比例一般在 70% 以上。我国首批15 个试点城市长期护理保险的待遇水平比较如表6-8 所示。

表6-8　首批 15 个试点城市长期护理保险的待遇水平比较

待遇方式	居家护理	机构护理	代表城市
确定服务时长定额支付	评估等级为 2 至 6 级的参保人员,可以享受社区居家护理。试点阶段,每周上门服务的时间和频次为:评估等级为 2 级或 3 级的,每周上门服务 3 次;评估等级为 4 级的,每周上门服务 5 次;评估等级为 5 级或 6 级的,每周上门服务 7 次;每次上门服务时间为 1 小时	评估等级为 2 至 6 级的参保人员,可以享受养老机构照护。养老机构护理服务的长期护理保险基金支付标准为:评估等级为 2 级或 3 级的 20 元/天;评估等级为 4 级的 25 元/天;评估等级为 5 级或 6 级的 30 元/天。养老机构实际服务费用低于上述标准的,应以实际费用为准。对参保人员在评估有效期内发生的符合规定的养老机构护理的服务费用,长期护理保险基金的支付水平为85%	上海
	包括生活照料和医疗护理等内容,采取"项目+时长"方式由定点服务机构上门提供服务。居家护理服务对象可根据需求,在规定的项目列表中自行选择,各项目的时长之和不超过总时长。居家护理服务对象每月可享受上门生活照料服务 8 次,每次服务时	每次待遇审批期为半年	长春

（续表）

待遇方式	居家护理	机构护理	代表城市
	长 2 小时,每周服务不超过 2 次,每日服务不超过 1 次;每月可享受上门医疗护理服务 4 次,每次服务时长 1 小时,每周服务不超过 1 次		
按日(月)定额支付	基础护理服务待遇根据失能等级按月支付,居家护理服务人员通过规范化培训的,适当提高支付待遇。居家上门类定点护理机构提供的专业护理服务,实行按次计费	轻度失能 2 级 660 元/月·人,中度失能 3 级 1 118 元/月·人,重度失能 1 级 1 577 元/月·人,重度失能 2 级 2 237 元/月·人,重度失能 3 级 2 796 元/月·人(适用城镇职工)	成都
	分级制定限额标准,生活护理和医疗护理分别设立相应标准		广州
	在定点护理服务机构接受居家护理服务的,每日结算定额暂定为 40 元。超出结算定额的护理费用由保障对象个人或家庭负担。定点护理服务机构实际结算费用低于定额标准的,按照符合长期护理保险报销范围的护理服务费用的 70% 支付	在医疗保险定点医疗机构设置的符合规定的护理床位接受护理服务的,每床日结算定额暂定为 60 元;在定点护理服务机构、养老服务机构的护理床位接受护理服务的,每床日结算定额暂定为 50 元	承德
	居家护理重度失能人员定额标准为 30 元/天,中度失能人员定额标准为 25 元/天	入住机构的重度失能人员定额标准为 26 元/天,中度失能人员定额标准为 20 元/天	苏州
	重度失能参保人员由家庭居家自主护理的,统一按照每月 450 元的标准定额给付,按月发放;由护理机构上门服务的,统一按照每人每月 900 元的标准定额给付,按月结算	由机构护理的,不设起付线,按每人每月 1 080 元的定额标准支付,按月结算;对超过定额以上的费用由失能人员承担	上饶
	在非协议服务机构或居家自行护理发生的护理费用,长期护理保险基金按 25 元/天的标准支付	在协议服务机构接受长期护理服务发生的、属于护理保险支付范围及支付标准以内的、符合护理目录的费用,不设起付线,由长期护理	石河子

（续表）

待遇方式	居家护理	机构护理	代表城市
		保险基金按 70% 的比例限额支付，月度限额暂定为 750 元	
	居家接受医养护理服务机构或养老护理服务机构护理服务的，每人日定额 20 元，由长期护理保险基金支付 50%	长期护理保险待遇不设起付线。参保人员在医养护理服务机构接受护理服务的，每人日定额 30 元，由长期护理保险基金支付 60%；在养老护理服务机构接受护理服务的，每人日定额 25 元，由长期护理保险基金支付 55%	齐齐哈尔
	长期护理保险基金按失能等级 5 级、4 级、3 级、2 级，每人每天分别按 15 元、11 元、11 元、8 元标准支付	以接受专业医疗护理为主（入住医疗机构），失能等级为 5 级、4 级、3 级、2 级的，长期护理保险基金分别按每人每天 70 元、50 元、50 元、40 元标准支付；以接受生活照料为主（入住养老机构），失能等级为 5 级、4 级、3 级、2 级的，长期护理保险基金分别按每人每天 50 元、40 元、40 元、30 元标准支付	南通
	中度 10 元/天、重度 15 元/天；居家护理上门服务，在居家护理补贴的基础上由上门护理机构提供护理服务包，长期护理保险基金补贴 70%，中度每月最高不超过 300 元，重度每月最高不超过 500 元	医疗机构护理，中度 40 元/天、重度 60 元/天；养老机构护理，中度 30 元/天、重度 50 元/天。限额每月 750 元	安庆
	每人日限额 100 元，由长期护理保险基金支付 80%，个人承担 20%；非全日居家护理每人日限额 40 元，由长期护理保险基金支付	养老机构护理每人每床日限额 100 元，由长期护理保险基金支付 75%，个人承担 25%。医院护理每人每床日限额 150 元，由长期护理保险基金支付 70%，个人承担 30%	荆门
	由本人或监护人指定的个体服务人员，在委托承办机构的管理和指导下，提供符合政策规定的护	50 元/日·人	重庆

（续表）

待遇方式	居家护理	机构护理	代表城市
	理服务,待遇标准为 40 元/日·人。由本人或监护人指定的长期护理服务机构上门提供符合政策规定的护理服务,待遇标准为 50 元/日·人		
按时长和床日支付	可享受规定时长的护理服务。符合规定的居家护理服务费用,长期护理保险基金支付 80%。重度失能Ⅰ级人员每月不超过 20 个小时,重度失能Ⅱ级人员每月不超过 25 个小时,重度失能Ⅲ级人员每月不超过 30 个小时,服务价格暂定 65 元/小时	长期护理保险基金支付水平总体控制在 70% 左右。实行按床日定额标准支付,重度失能Ⅰ级人员为 40 元/床日,重度失能Ⅱ级人员为 50 元/床日,重度失能Ⅲ级人员为 60 元/床日	宁波
按比例限额报销	服务形式包括居家照护、机构照护、日间照护。参保职工发生的符合规定的费用,报销比例为 90%;参保居民发生的符合规定的费用,一档缴费的成年居民、大学生、少年儿童报销比例为 80%,二档缴费的成年居民报销比例为 75%。失能人员照护需求等级评估为三、四、五级的,参保职工月度最高支付标准分别为 660 元/月、1 050 元/月、1 500 元/月,每周可享受不超过 3、5、7 个小时的上门照护服务;参保居民月度最高支付标准分别为 450 元/月、660 元/月、1 050 元/月,每周可享受不超过 2、3、5 个小时的上门照护服务		青岛

三、中国长期护理保险发展面临的问题及其改革方向

（一）中国长期护理保险发展面临的问题

中国长期护理保险仍处于试点中,政策仍存在诸多不完善之处。主要表现为：

第一,缺乏统一的制度体系。各试点地区的筹资渠道、筹资水平、服务形式和内容、待遇水平并不统一,且差距巨大。

第二,缺乏稳定的筹资渠道并面临可持续发展的挑战。虽然少数地区建立

了单位、个人和政府三方分担的筹资机制,但筹资水平较低。多数地区主要是从医疗保险基金中划转部分资金作为长期护理保险基金。因缺乏独立的筹资渠道且筹资水平较低,即使在待遇水平不高的情况下,长期护理保险基金仍面临不可持续的挑战。

第三,没有执行统一的失能等级评估标准。虽然国家医保局办公室、民政部办公厅《关于印发〈长期护理失能等级评估标准(试行)〉的通知》以及国家医保局办公室《长期护理保险失能等级评估操作指南(试行)》对评估指标、评估实施和评估结果判定做了规定,但各地区因制度惯性,目前执行的失能等级评估标准并不统一。

第四,专业护理队伍缺乏,特别是医疗护理队伍极度缺乏,长期护理服务质量难以保障。

第五,覆盖面仍比较窄。即使在同一统筹地区内,职工和城乡居民待遇差距也比较大,面临不公平问题。

(二) 中国长期护理保险的改革方向

随着人口老龄化程度的加深,我国护理需求将日益增加,规范发展长期护理保险显得日益重要。首先,国家应构建独立、统一的长期护理保险制度。长期护理保险应成为独立险种,有独立和稳定的筹资渠道;并且,全国应实现制度统一,在筹资方式、覆盖范围、失能等级评估、服务内容、护理标准、待遇水平等方面建立统一的制度体系。其次,有效保障长期护理服务质量。保障长期护理服务质量的关键是构建由清晰的政府责任、有限的市场功能、有效的社会支持、长效的家庭扶持等构成的责任体系。政府应明确市场准入与退出机制,建构具有可操作性的等级评定制度,并建立基本的长期护理服务菜单式内容体系。在政府合理引导下,充分发挥市场机制的作用,使评估机构、护理队伍逐步走向规范化和专业化。最后,覆盖对象应覆盖尽覆盖,把劳动人口和老年人口全部纳入覆盖范围。

四、长期护理保险发展的行业机会

首先,随着全国统一长期护理保险制度的建立,规范化、连锁发展的长期护理评估和服务机构将有更大的市场空间,特别是从事全面健康管理的机构将有更大的发展优势,可以为老年人提供一体化的疾病预防、慢性病管理、出院护理、长期护理等连续性医疗照护服务。护理人才的培养和培训也面临较大的市场机会。其次,老年辅具用品可能全面纳入长期护理保险服务范围,老年辅具用品市场将迎来较大的市场机遇。最后,长期护理保险只可能保障最基本的护理需求。随着人口老龄化程度的加深、老年人经济收入水平的提升和观念的改变,商业长期护理保险面临较大的发展空间。

第二节　医养结合政策分析

老年人的慢性病特征以及自理能力的下降,往往需要生活照料和医疗服务。但由于社区医疗的滞后以及医疗机构和养老机构的分离,导致老年人就医不方便和存在"压床"现象。为了集约医疗和照料资源,促进老年人健康,国家先后出台了多项措施促进医养结合的发展。本节主要介绍医养结合政策的发展历程、当前我国医养结合的主要政策、医养结合发展存在的主要问题及其改革方向,在此基础上进一步阐述医养结合发展的产业机遇。

一、医养结合政策的发展历程

2013 年,我国首次出台促进医养结合发展的政策文件。2013 年 9 月 13 日,国务院发布的《关于加快发展养老服务业的若干意见》提出,以积极推进医疗卫生与养老服务相结合作为推动养老服务业发展的主要任务之一。这一政策也被称为我国养老服务业发展史上的里程碑,是我国医养结合政策制定的指导性政策,也是医养结合政策的起点。2013 年 10 月 18 日,国务院发布的《关于促进健康服务业发展的若干意见》中有关"医养结合"理念主要涉及两个方面:其一,推进医疗机构与养老机构等加强合作;其二,发展社区健康养老服务。2014 年 9 月 12 日,国家发展改革委等部门联合发布的《关于加快推进健康与养老服务工程建设的通知》将医养结合界定为养老服务工作的一部分。

从 2015 年开始,医养结合政策逐步得以落实,并推动试点。2016 年 6 月,国家卫生计生委与民政部共同确定北京市东城区等 50 个市(区)作为第一批国家级医养结合试点单位,同年 9 月确定北京市朝阳区等 40 个市(区)作为第二批国家级医养结合试点单位。2017 年以后,国家对医养结合的推进和试点工作提出了明确任务,医养结合进入了稳步推进阶段。

二、当前我国医养结合的政策分析

(一) 医养结合发展的模式

医养结合发展的模式主要有社区居家医养结合、机构医养结合、医养资源共享三种模式。

1. 居家社区医养结合

医疗卫生机构为居家失能(含失智)、慢性病、高龄、残疾等行动不便或确有困难的老年人提供家庭病床、上门巡诊等居家医疗服务。医疗卫生机构可以通过"互联网+医疗健康""互联网+护理服务",创新性地提供医疗和护理服务。

2. 机构医养结合

机构医养结合主要是通过医疗卫生机构提升养老服务能力或养老机构提升医疗服务能力来实现。

(1) 医疗卫生机构提升养老服务能力

医疗卫生机构提升养老服务能力主要有以下四种方式:

① 医疗卫生机构依法依规在养老服务机构设立医疗服务站点,提供嵌入式医疗服务。

② 医疗卫生机构将上门医疗服务向养老机构拓展,为符合条件入住养老机构的老年人提供家庭病床、上门巡诊等服务。

③ 加强康复医院、护理院(中心、站)和安宁疗护机构建设,支持老年医学科和安宁疗护科发展,支持医疗资源丰富地区的二级及以下医疗卫生机构转型,开展康复、护理以及医养结合服务。

④ 推动建设老年友善医疗卫生机构,方便老年人看病就医。

（2）养老机构提升医疗服务能力

养老机构提升医疗服务能力主要有以下四种方式：

① 养老机构改造增加护理型床位和设施。

② 支持社会力量建设专业化、规模化、医养结合能力突出的养老机构，主要接收需要长期照护的失能老年人。

③ 养老机构与医疗卫生机构开展签约合作，为养老机构提供预约就诊绿色通道、上门巡诊等服务，做实合作机制和内容，提高医养结合签约服务质量。

④ 大型或主要接收失能老年人的养老机构内部设置医疗卫生机构，支持内设医疗卫生机构加强能力建设、提升诊疗服务质量。

3. 医养资源共享

医养资源共享主要有以下三种方式：

① 推动社区医疗卫生、养老服务、扶残助残等公共服务设施统筹布局、资源共享。推进社区医疗卫生服务机构与社区养老服务机构、社区康复站，乡镇卫生院与特困人员供养服务机构（敬老院），村卫生室与农村幸福院、残疾人照护机构统筹规划、毗邻建设，采取多种有效方式，实现资源共享、服务衔接。

② 将养老机构内设的医疗卫生机构纳入医疗联合体管理，与医疗联合体内的牵头医院、康复医院、护理院（中心、站）等建立双向转诊机制，提供一体化、连续性服务，实现医疗、康复、护理、养老服务资源的高效协同。

③ 积极探索相关机构养老床位和医疗床位按需规范转换。

（二）医养结合机构的审批登记

2019 年 5 月，国家卫生健康委办公厅、民政部办公厅、市场监管总局办公厅、国家中医药局办公室四部门联合发布《关于做好医养结合机构审批登记工作的通知》，对医养结合机构的审批登记进行了规定。医养结合机构是指同时具备医疗卫生资质和养老服务能力的医疗卫生机构或养老机构。

1. 养老机构设立医疗机构

养老机构设立医疗机构，根据所设医疗机构的等级，实行不同的审批登记规定。

① 养老机构申请内部设置诊所、卫生所(室)、医务室、护理站的,取消行政审批,实行备案管理。申办人应当向所在地的县级卫生健康行政部门备案。

② 养老机构申请举办二级及以下医疗机构(不含急救中心、急救站、临床检验中心、中外合资合作医疗机构、港澳台独资医疗机构),设置审批与执业登记"两证合一",卫生健康行政部门不再核发《设置医疗机构批准书》,在受理医疗机构执业登记申请后,经公示、审核合格后发放《医疗机构执业许可证》。

③ 养老机构申请设立三级医疗机构的,应当向所在省级或地市级卫生健康行政部门提交申请,卫生健康行政部门依法核发《设置医疗机构批准书》。

④ 养老机构设置医疗机构,属于社会办医范畴的,可按规定享受相关扶持政策,卫生健康及相关部门应当及时足额拨付补助,兑现有关政策。按照有关法律法规,营利性医疗机构应当到市场监管部门进行登记注册,社会力量举办非营利性医疗机构应当到民政部门进行社会服务机构登记。

2. 医疗机构设立养老机构

各级民政部门不再实施养老机构设立许可。具备法人资格的医疗机构申请设立养老机构的,不需要另行设立新的法人,不需要另行法人登记。但是,应根据医疗机构的性质,实行不同的备案登记制度。

① 社会力量举办的非营利性医疗机构申请设立养老机构的,应当依法向县级以上民政部门备案,应当依法向其登记的县级以上民政部门办理章程核准、修改业务范围,并根据修改后的章程在登记证书的业务范围内增加"养老服务"等职能表述。

② 社会力量举办的营利性医疗机构申请内部设置养老机构的,应当依法向县级以上民政部门备案,应当依法向其登记的县级以上市场监管部门申请变更登记,在经营范围内增加"养老服务"等表述。

③ 公立医疗机构申请设立养老机构的,应当依法向县级以上民政部门备案,应当依法向各级编办提出主要职责调整和变更登记申请,在事业单位主要职责及法人证书"宗旨和业务范围"中增加"养老服务、培训"等职能。

3. 新建医养结合机构

申请新举办医养结合机构的,需根据医疗卫生机构和养老机构的类型、性质、规模向卫生健康、民政或市场监管部门提交申请。涉及同层级相关行政部门的，当地政务服务机构应当实行"一个窗口"办理。未设立政务服务机构的，由当地卫生健康行政部门会同有关部门建立联合办理工作机制和操作流程。

（三）医养结合发展的支持政策

2022 年 7 月，国家卫生健康委、国家发展改革委等 11 个部门联合发布《关于进一步推进医养结合发展的指导意见》，对促进医养结合发展的政策进行了明确规定。

1. 价格政策

国家通过制定相关价格政策促进医养结合发展。

① 公立医疗卫生机构为老年人等人群提供上门医疗服务，采取"医药服务价格+上门服务费"的方式收费。提供的医疗服务、药品和医用耗材，适用本医疗卫生机构执行的医药服务价格政策。上门服务费可由公立医疗卫生机构综合考虑服务半径、人力成本、交通成本、供求关系等因素自主确定。

② 已通过家庭医生签约、长期护理保险等提供经费保障的服务项目，不得重复收费。

③ 公立医疗卫生机构开展养老服务，收入单独核算或单列备查账管理，收费标准要综合考虑服务成本、供求关系、群众承受能力等因素，原则上由价格主管部门核定后执行，具备招标条件的，鼓励通过招标方式确定。

2. 保险支持政策

国家通过医疗保险、长期护理保险、商业护理保险等方式支持医养结合发展。

① 将符合条件的养老机构内设医疗卫生机构纳入医保定点管理。根据医养结合特点，合理确定养老机构内设医疗卫生机构医保总额控制指标，探索对安宁疗护、医疗康复等需要长期住院治疗且日均费用较稳定的疾病实行按床日付费，鼓励有条件的地方向提供医养结合服务的定点医疗卫生机构预付部分医保资金。

② 按程序将符合条件的治疗性医疗服务项目纳入医保支付范围，足额支付

符合规定的基本医保费用。

③ 稳步推进长期护理保险制度试点,适应失能老年人基本护理保障需求。

④ 鼓励商业保险将老年人预防保健、健康管理、康复、护理等纳入保障范围。

3. 土地政策

国家通过多方面的土地政策促进医养结合发展。

① 医疗卫生用地、社会福利用地可用于建设医养结合项目。

② 允许盘活利用城镇现有闲置商业用房、厂房、校舍、办公用房、培训设施及其他设施提供医养结合服务,并适用过渡期政策,五年内继续按原用途和权利类型使用土地。

③ 完善土地支持政策,优先保障接收失能老年人的医养结合项目用地需求。

④ 允许和鼓励农村集体建设用地用于医养结合项目建设。

4. 税收优惠政策

有条件的地方可通过相关产业投资基金支持医养结合发展。落实有关税收优惠政策,支持社会力量提供多层次、多样化医养结合服务。

5. 引才育才政策

国家加大人才培养与激励等促进医养结合发展。

① 加强人才培养培训。加快推进医疗卫生与养老服务紧缺人才培养,将老年医学、护理、康复、全科等医学人才,养老护理员、养老院院长、老年社会工作者等养老服务与管理人才纳入相关培养项目。

② 引导医务人员从事医养结合服务。基层卫生健康人才招聘、使用和培养等要向提供医养结合服务的医疗卫生机构倾斜。根据公立医疗卫生机构开展医养结合服务情况,合理核定绩效工资总量。公立医疗卫生机构在内部绩效分配时,对完成居家医疗服务、医养结合签约等服务较好的医务人员给予适当倾斜。支持医务人员特别是退休返聘且临床经验丰富的护士到提供医养结合服务的医疗卫生机构执业,以及到提供医养结合服务的养老机构开展服务。鼓励退休医务人员到提供医养结合服务的医疗卫生机构和养老服务机构开展志愿服务。

③ 壮大失能照护服务队伍。通过开展应急救助和照护技能培训等方式，提高失能老年人家庭照护者的照护能力和水平。加强对以护理失能老年人为主的医疗护理员、养老护理员的培训。鼓励志愿服务人员为照护居家失能老年人的家属提供"喘息"服务。

三、医养结合发展存在的主要问题

（一）社区居家医养结合发展存在的主要问题

首先，服务能力有限，提供的服务滞后于老年人的需求。社区医护所需的全科医生和康复护理人才匮乏，老年医护人才培养机制滞后。我国人口老龄化发展迅猛，但医护人才的培养并没有随人口结构的转型和需求的改变而做出相应的调整。其次，习惯的制约。社区卫生服务中心一直定位于卫生与治疗服务功能，而医养结合需要增强其照料护理功能及上门提供医疗和康复服务功能。功能转变需要管理和服务理念、医保制度、监管制度的相应转变，而这种转变往往是长期的。再次，社区卫生服务中心发展医养结合缺乏有效动力。社区卫生服务中心实行收支两条线管理，卫生部门对医务人员考核的重点是医疗卫生服务，而对医务人员从事医养结合工作的工作量、工作薪酬的计算并没有相对完善的制度，绩效激励非常有限，导致社区卫生服务中心普遍缺乏动力。最后，条件受限。社区卫生服务中心医生没有配备专门的交通工具，上门提供服务时，所能携带的医疗器械和药品都比较有限，服务能力也必然受限。

（二）机构医养结合发展存在的主要问题

1. 医养结合护理机构发展存在的主要问题

总体来讲，医养结合护理机构具备较好的医疗条件，并且能享受医保定点资格。因此，入住护理机构的老年人的负担相对较轻，主要是失能失智老年人。为了得到民政和卫生部门的支持，这种护理机构往往是一套班子两块牌子，在发展过程中主要面临的问题如下：第一，一床难求。上海绝大多数护理机构都是一床难求，老年人要入住往往要等待数年。第二，评估冲突。民政和卫生部门对机构的规范要求并不一致,很多现有的护理机构往往难以满足二者的评估要求,因而在评估时深感焦虑。第三,"压床"与医保控费。一旦入住护理机构,老年人几乎都不愿意出去,医保面临较大的支付压力,而医保部门采取总额预付、按床日付费、住院天数等方式控制医保费用,由此引发各种博弈。第四,条件受限。除了少数示范性护理机构,多数护理机构各方面条件都比较有限。

2. 医养结合养老机构发展存在的主要问题

养老机构主要采取两种方式实现医养结合,一是内设医疗卫生机构,二是与其他医疗卫生机构合作。养老机构实行医养结合后,对于缓解老年人看病难发挥了重要作用。但是,养老机构内设的医疗卫生机构在发展中也面临一些问题。首先,根据国家卫生计生委办公厅《养老机构医务室基本标准(试行)》的规定,养老机构内的医务室建筑面积应不小于 40 平方米,至少设有诊室、治疗室、处置室,每室独立且符合卫生学布局及流程,至少配备 1 名执业医师和 1 名注册护士,每增加 100 张床位至少增加 1 名注册护士。这一规定对很多养老机构形成较大的压力,只有具有一定规模的养老机构才可能内设医疗卫生机构。并且,和医养结合护理机构一样,其行政上面临多头管理的难题。其次,养老机构内设的医疗卫生机构往往条件比较简陋,发展受限,医务人员薪资待遇相对较低,难以招到并留住有资质的医生和护士。再次,老年人医保待遇不公平。与居住在护理机构相比,养老机构的医保待遇较低,并有部分内设医疗卫生机构难以获得医保定点资格。最后,社区卫生服务中心的药品有财政补贴,价格相对较低,而内设医疗卫生机构的药品价格普遍高于社区卫生服务中心的药品价格,一些入住内设医疗卫生机构的老年人宁愿前往社区卫生服务中心配药,导致一些内设医疗卫生机构的人员、设备和药物利用率不高,运营成本增加。

四、医养结合发展改革的方向

首先,整合资源整体性满足老年人的健康需求。医养结合中的"医"不应指医疗卫生机构,而应是医疗服务;"养"也不应指养老机构,而应是养老服务。医疗服务和养老服务都是影响老年人健康的因素,并且各种资源要素对老年人健康的影响不是割裂的，而是相互联系、相互影响的。促进医养结合发展，应从老年人生命周期出发，有效整合家庭、社区、社会和机构的各种资源，整合精神情感关怀、生活照料、疾病预防、医疗、护理和康复资源，全方位为全体老年人提供全过程的、有针对性的支持服务，整体性满足老年人的健康需求，关注其心理、社会和精神需求，缓解其疼痛及其他症状。当然，整体性满足老年人的健康需求，并不意味着资源的更多投入，而是在集约利用资源的基础上，发挥资源的互补功能，实现"1+1>2"的目标。

其次，大力促进居家社区医养结合发展。老年人居家生活是主体，居家社区医养结合是医养结合需求的主体部分。随着公立医院公益性的回归、分级诊疗的推进，我国应大力发展家庭医生、上门巡诊、社区医疗等服务，降低医疗服务成本的同时更便利地满足老年人的医疗服务需求。通过发展长期护理保险，促进专业护理机构居家上门护理服务的发展，并借助智慧信息网络，更好地整合专业护理服务与社区医疗服务，以更好地满足居家老年人的健康需求。

再次，分类促进机构医养结合发展。医疗卫生机构设立的养老机构应重点满足医疗需求比较大的老年人的需求，养老机构设立的医疗卫生机构应主要解决老年人常见病和多发病的治疗与药品需求。医养结合机构应重点满足失能、半失能老年人的照护需求，同时发展临终关怀服务，让老年人死亡更有尊严，提升死亡质量。

最后，医保基金监管将日益规范和严格。医保基金主要解决疾病治疗，不能用于养老和护理服务。不管何种类型的医养结合，都不能违规套取医保基金。

五、医养结合发展的产业机遇

医养结合是整体性满足老年人的健康需求，有利于在有限的资源约束下便利地为老年人提供生活照料和医疗服务，提高老年人的健康水平。因此，医养结合具有较大的市场空间。但是，医养结合产业不能盲目发展。首先，大部分老年人必然以居家为主，因此医养结合的主体是居家社区医养结合。因社区医疗卫生服务的公益性特征，社会资本参与社区居家医养结合，主要是提供社区照护服务。其次,医疗卫生机构建设和运行的成本较高,养老机构可以根据自身的定位和实力,独立设立医疗卫生机构或与就近医疗卫生机构合作提供医疗服务。中高端养老社区有较大的市场空间,但养老社区只有提供全生命周期的医疗服务才能赢得市场。再次,我国临终关怀服务仍比较落后,提供临终关怀服务的机构将面临更大的市场机遇。最后,未来可能催生养老金融产品与医养结合保障服务的融合发展。

第七章

养老产业政策分析

在我国人口老龄化趋势不断加速的背景下,养老产业被认为是极具市场潜力的新兴产业,是前景广阔的巨大"蓝海"。养老产业是涉及多个领域、涵盖诸多业态的综合性产业体系,其发展离不开相应的政策支持。在政策引导下,我国养老产业逐渐形成多种发展模式,涌现出诸多突破创新的典型案例。本章主要对我国养老产业的内涵框架、相关政策以及发展实践进行介绍与分析。

第一节　养老产业发展概述

养老产业是以满足老年人各方面需求为目标,为老年人提供多样化的产品与服务的综合性产业体系,具体包含养老服务、养老用品、养老地产和养老金融等多个子市场。国际上常使用"银发经济"的概念指代养老产业,美国、日本、英国、德国等是"银发经济"发展较为成熟的国家。

一、养老产业的内涵与分类

(一)养老产业的内涵

1. 养老产业的概念

国家统计局发布的《养老产业统计分类(2020)》将"养老产业"界定为,以保障和改善老年人生活、健康、安全以及参与社会发展,实现老有所养、老有所医、老有所为、老有所学、老有所乐、老有所安等为目的,为社会公众提供各种养老及相关产品(货物和服务)的生产活动集合,包括专门为养老或老年人提供产品的活动,以及适合老年人的养老用品和相关产品制造活动。简单来说,养老产业是以老年人群体为对象,以满足老年人各方面需求为目标,向老年人提供多样化的产品与服务的业态统称,涉及生产、经营和服务三个方面。与传统产业不同,养老产业是具有极大市场潜力的新兴产业,是涵盖诸多行业领域的多元化综合性的产业体系,与三次产业均有交叉。

养老产业具体表现为以下三个特点:

第一,综合性。养老产业是横跨三次产业、包含众多子市场的综合性产业体系,其范围随着老年人具体需求的增长而不断延伸,逐渐形成经济贡献大、产业辐射面广的完整产业链。从广义上讲,养老产业涵盖老年照料、医疗保健、老年教育、老年旅游、老年地产、老年金融、法律咨询等诸多领域,并能通过有机整合形成产业链,带动上下游企业协同发展。

第二,特殊性。养老产业的特殊性体现在服务对象以及产业性质两个方面。从服务对象来看,养老产业主要面向老年人群体,产业的发展以老年人的消费需求为前提。与其他产业概念不同,养老产业内部的"同一属性"在于对象的一致性,并以此为产业划分的依据。从产业性质来看,养老产业在具备市场性和营利性的同时,又兼具福利性和公益性。"产业"一词体现了养老产业的市场化特征,它是以营利为目的,由市场进行资源配置的一种产业类型。但同时,"养老"这一服务内容又难以脱离公益性的议题。养老产业市场化的根本原因在于养老服务供不应求,若除去公益性仅仅考虑营利性,就脱离了养老产业发展的初衷。

第三,微利性。养老产业资金需求量大,前期建设成本高,投资回报周期长,呈现显著的微利性特征。养老产业的公益性,也决定了养老产业不会成为暴利行业。因此,在各国养老产业发展的过程中,政府往往发挥着重要作用。政府通过保障用地、税收优惠、财政补贴、金融支持等扶持政策以及政府购买、政府投资等方式,引导和鼓励企业及社会力量参与,通过长期、稳定的投资回报弥补短期利润的缺失。

2. 养老产业与养老事业的区别

在理解养老产业概念时，必须将其与养老事业进行区分。养老产业和养老事业是两个既相互区别又相互联系的概念。养老产业是通过市场化机制为老年人提供产品与服务的产业概念，强调市场调节，依靠市场作用实现供需匹配；养老事业是普遍性的福利概念，强调政府部门作为公共产品的生产者和提供者，在其中发挥主导作用。

从我国的养老产业发展情况来看，政府采用"公退民进"的方式，给予养老产业更大的市场空间，借助市场化力量推动养老服务领域迈上新台阶，因此养老产业也可以说是在一定养老事业的基础上发展起来的。老年产品和服务的提供者逐渐从政府向社会与市场转变，部分养老事业的内容也逐步产业化、市场化。为更好地保障和改善老年人的生活，满足其多层次需求，养老事业应继续做好基本的养老保障工作，而养老产业应朝着多样化、规模化发展，逐步做大做强。

（二）养老产业的分类

1. 依据养老产品和服务的性质分类

依据养老产品和服务的性质，养老产业具体可分为养老服务业、养老用品业、养老地产业和养老金融业四大板块。

（1）养老服务业

养老服务业提供的具体内容包括满足老年人生存需求的生活照料、医疗护理等基础服务，满足老年人健康需求的保健服务和养生服务，以及满足老年人更高层次需求的精神慰藉服务、老年教育服务、休闲娱乐服务（健身、竞技、旅游等）和专业咨询服务等。其中，养老旅游服务作为养老行业与旅游行业交叉融合的产物，越来越受到老年人群体的欢迎。宜人的气候、优美的环境更适合老年人生活和休养，因此老年人往往选择到舒适的地方旅游度假。基于此，不少旅游服务机构推出适宜老年人旅行的方案和路线，而一些城市和景点也开始发挥自身先天的气候环境优势，吸引全国各地的老年人前来度假或旅游。考虑到老年人体力不足、行动不便的特点，养老旅游业以"养"为主要特征，不过度追求景点打卡和紧凑的行程,更加注重氛围与自然环境的体验。

（2）养老用品业

养老用品业是指提供老年人日用品、服饰用品、辅助生活用品、护理用品、保健用品、医疗器械、康复器材等的产业,涉及老年人衣、食、用等各个方面。随着老年人整体购买力的增强,其对养老产品的需求趋于多样化,对产品的质量、设计以及种类也提出了更高的要求,促使相关企业加速创新,不断提高自身影响力和竞争力。

（3）养老地产业

养老地产业是指建设提供社区养老服务场所和设施、老年公寓、养老护理院、综合性养老社区等的产业。除传统意义的养老机构外,诸如老年公寓、综合性养老社区等新型老年社区成为如今养老地产业的"蓝海",吸引地产龙头、保险公司、大型实体集团以及国际社区服务企业陆续规划建设,以不同的方式参与养老地产项目。但是,目前该领域存在假借"养老地产"名义大肆进行房地产开发的问题,已引起有关部门的关注。

（4）养老金融业

养老金融业主要指提供老年储蓄、老年投资理财、证券类、保险类、基金类等金融产品的产业。除通过保险产品保障基本养老需求外,老年人的理财需求也在不断增长。相较于一般理财产品,老年人投资理财产品更加注重保值性、稳健性及易操作性。我国养老金融产品供给单一,具有比较严重的同质化倾向。随着老年人群体的扩大,开发针对老年人理财需求的金融产品将拥有巨大的商机和潜在价值。因此,金融机构应当不断丰富养老金融产品供给,满足老年人群体多层次、多样化的养老理财需求。

2. 三维产业链理论

日本养老产业领域学者鞠川阳子依据老年人群体的基本需求和深层次需求,将养老产业分为本位产业、相关产业和衍生产业三个层次,即"三维产业链理论"。本位产业是指为老年人直接提供衣、食、住、行,保障老年人生活的产业,包括老年生活照料、老年食品、老年服饰、医疗保健、养老地产等。相关产业在本位产业的基础上发展而来,不仅包括养老机构和护理保健服务的附属供应产业(提供所需专业设施和用品等)以及对应的专业人员劳务市场和技能培训，还包括基于老年人深层次需求的教育、心理咨询、休闲娱乐、旅游等。衍生产业包括老年金融产品、长期护理保险产品等。

二、国外养老产业的发展

"养老产业"是一个中国特色的概念，国际上较少使用，与之相似的说法为"银发经济"，指"产业界或部门为老年人提供的产品和服务"。与中国相比，西方发达国家更早进入老龄化社会，其养老产业的发展更加成熟，养老产品和服务也更加多样，以美国、日本、英国、德国等较为典型。

(一) 美国养老产业发展概述

1. 发展现状

美国养老产业发展具有以居家养老为主、社区养老体系成熟等特点。由于美国老年人倾向于在自己的住所内生活，一般不与子女居住在一起，因此其养老产业发展主要围绕居家养老服务和社区养老服务而建设。

针对选择居家养老模式的老年人，企业建设居家养老服务机构为其提供优质的上门服务。知名的大型居家养老服务公司包括护明德、仁爱华等，其通过预约上门的方式，为老年人提供生活照料、专业护理等服务。同时，"居家养老院"等非营利性养老机构也通过组建义工团队，为居家老年人提供送饭服务，解决其饮食问题。

在社区养老方面，美国已经形成较成熟、发达的社区养老模式，依据老年人的身体状况和需求建设不同功能的养老社区，基本覆盖所有状况的老年人群体，比较常见的养老社区模式包括活跃老年人社区(Active Adult Community)、专业理疗养老院(Nursing Home/Skilled Nursing Facility)、持续护理退休社区(Continuing Care Retirement Community, CCRC)等。活跃老年人社区主要针对能够完全自理的老年人群体，依托老年公寓和老年聚集住宅，向老年人出租房屋，并提供就餐、房屋打扫等服务；专业理疗养老院主要针对处于疾病康复期、需要介护的老年人群体；持续护理退休社区属于一种复合型社区，内设生活区、

协助生活区以及专业护理区,居住在这里的老年人可根据自身年龄及身体状况
更换不同的区域,从而满足老年人不同阶段的需求。持续护理退休社区的住户
通过缴纳房屋租赁费及服务费获得房屋以及相应的服务,其中服务费包括入门
费和特殊服务费。值得注意的是,这种支付模式存在一定的风险,一旦开发企
业经营出现问题,提前缴纳的入门费就有可能"打水漂"。因此,为了使该模式
顺利运转,持续护理退休社区的开发运营方一般是具有较高市场认可度和品牌
信任度的优质公司。

除养老服务、养老地产等本位产业外,美国养老旅游等相关产业也得到快
速发展,涌现出像佛罗里达"太阳城中心"一样的新型养老城市。而得益于繁荣
的国内金融市场,养老金融产业成为美国养老产业链中的又一大亮点。"倒按
揭""401K 计划"、个人退休账户(IRA)、长期护理保险等不同类型的养老金融
产品为美国资本市场提供了大量资金。

(1)"倒按揭"

"倒按揭"是指拥有自有住房的老年人将住房抵押给银行、保险公司等金融
机构,后者定期向老年人支付一定的生活费,本质上属于"以房养老"。"倒按
揭"具体可分为无期和有期两种模式。无期模式需要金融机构在估算老年人
预期寿命后,每月向老年人支付一笔费用,老年人离世后,房产归属于该金融
机构;有期模式的"倒按揭"到期后,老年人可通过出售房屋或其他资产偿还
贷款。

(2)"401K 计划"

"401K 计划"是指一种完全基金式(完全用过去积累的缴款所赚取的利息
收入提供保险金)的养老保险制度,是美国私人企业给予雇员的退休福利,由雇
主和雇员共同缴费,雇员可从 3—4 种不同的证券组合投资计划中选择一种进
行投资并承担风险,退休时可以一次性领取,也可以分期领取或转为存款。

(3)个人退休账户

个人退休账户是指专为有工作收入者开立的退休金存款账户,由个人自愿
设立。个人退休账户与金融产品相联系,个人退休账户使用者可选择不同的投
资产品或方案。不同于保险产品,该投资没有保底性收益,因而具有一定的
风险。

（4）长期护理保险

美国长期护理保险是一种商业保险，是指对个体由于年老、疾病或伤残导致生活不能自理、需要在家中或疗养院治疗，由专人陪护所产生的费用进行支付的保险。与医疗保险保障支付医疗费用不同的是，长期护理保险主要是对护理费用进行经济补偿，一般不包含医疗费用。

2. 政府扶持政策

在养老产业领域，美国有着较为完善的法律体系，并在立法过程中提出财政补贴、税收减免、信贷支持等优惠政策。

在养老金融方面，1974 年，美国出台《雇员退休收入保障法案》，对私人领域养老金即企业养老金计划（401K 计划）与个人养老金计划（IRA 计划）进行法律规范。除提供最基本保障的联邦退休金制度外，政府通过税收优惠等措施支持 401K 计划及 IRA 计划，以充分发挥企业和个人在养老保障中的作用。商业养老金融产品的广泛推广，不仅使公民在退休时能够享受充足的养老保障，提高老年人群体的生活质量和消费能力，还为金融市场运转和其他行业发展注入了资金。

在养老地产方面，1959 年，美国《综合住房法案》第 202 条款提出，私人养老机构开发和扩建养老住宅，能够为低收入老年人提供独立生活空间且居住期限不低于 40 年的，可享受住房与城市发展部（HUD）提供的无息贷款；法案还提出要采取拨款、租金补助、贷款等多种方式资助社区内养老住宅建设。

在各种法案和优惠政策的支持下，美国养老相关产业得以快速发展，逐步形成较成熟、完善的养老产业体系。

3. 典型案例

位于佛罗里达州的"太阳城中心"是养老社区的成熟典范，其建设于 1961 年，老年人以购买或租用的方式获得住宅，如今已发展成拥有万人住户的全能型养老社区。太阳城中心建有多种户型，包括独立家庭别墅、连体别墅、照料式住宅、家庭护理机构、出租的独立居住公寓等，可以满足不同经济条件和健康状况的老年人群体的需求。

除上述各种类型的住宅外，太阳城中心还配有邮局、超市、医疗机构、药店、银行等生活设施,以及图书馆、游泳馆、高尔夫球场、保龄球馆等休闲场所,通过组建各种俱乐部,组织表演、品酒、烹饪等社会活动,使社区老年人享受丰富便利的生活。为保障老年人的安全,社区建设了极具关怀的人性化基础设施,包括低按键、高插座设置以及防滑坡道、无障碍步行道等无障碍设计;同时,为应对老年人突发不适的情况,社区提供智能化服务,突发情况下拨打 110 不用说话就可以自动查找老年人所处位置,并及时派出救护车。

太阳城中心的收益模式为一次性销售收益加长期性收益,长期性收益是太阳城中心收入的重要组成部分。一次性销售收益是指房屋出售的收入,而长期性收益是指出租房屋和使用配套设施的收入。太阳城中心凭借成功的运营模式获得了较高的品牌知名度,并继续在美国各地开发众多以太阳城命名的养老社区,成为全美从事养老社区建设的规模最大、专业性最强的养老地产开发公司。

(二)日本养老产业发展概述

1. 发展现状

在养老服务体系的选择上,日本最初借鉴了西方国家的高福利模式,政府担任养老领域的主导者和资金承担者。随着老年人群体需求增加以及政府财政负担加重,政府开始尝试与企业和社会组织建立合作关系,共同参与和促进养老产业的发展。不同于美国那种比较独立的市场化运营模式,日本养老产业的发展建立在一定养老事业的基础上,在建设过程中逐步形成以长期介护保险为基础,以产业生态圈构建、人性化及精细化管理、连锁化及标准化运营为增长点的盈利模式。日本长期介护保险解决了养老服务的费用支付问题,是日本养老机构能够实现盈利、养老服务达到较高水平的关键要素。

长期介护保险制度以服务为主要的给付方式,当老年人需要护理服务时,可以自主选择服务提供机构,通过评估鉴定后获得相应的支援或介护服务。该制度要求年满 40 周岁的日本公民必须参与,并将被保险人划定为一号保险者(65 周岁以上)和二号保险者(40—65 周岁),保险费用由日本各级政府和个人分别承担 50%;当接受介护服务时,被保险人只需承担护理费用的 10% 左右,其余由保险人承担。在长期介护保险制度中,老年人可自主选择服务提供者,这样一方面打破了养老服务领域的行政垄断，另一方面也极大地促进了民营养老机构的发展，为公民享受养老服务提供了消费支撑。日本长期介护保险制度为本国养老产业提供了资金支持，成为日本养老机构最稳定、最主要的收入和盈利来源。

日本营利性养老机构采用"一次性入住金+月服务费"的盈利模式，一次性入住金用于购买老年人居住养老机构房屋、公共设施以及设备的使用权。该盈利模式有利于弥补养老产业前期投入成本过高、短期资金流动性差等缺陷。同时，医养结合是日本养老机构建设的突出特征，养老机构与周边医疗机构开展深入合作，医疗机构法人常常作为养老机构的经营主体。在功能划分上，养老机构负责提供一般护理和康复训练服务，医疗机构负责提供疾病诊治和急救医疗服务。

日本养老产业生态圈的构建主要由养老机构主导，具体包括两个方面：一是小循环，将护理、医疗、康复等服务板块纳入运营体系，形成新的利润增长点；二是大循环，将旅游、娱乐、金融等衍生产业板块交给专业服务商运营，逐渐形成完善的养老产业生态系统。

2. 政府扶持政策

在养老产业发展的过程中，日本政府不仅通过税收优惠、信贷支持、政府购买等政策鼓励社会力量参与，还十分重视通过立法、发布行业标准、专门机构监管等措施来规范养老行业运行，促进养老产业健康成长。

20世纪70年代，日本政府指定专门机构对养老产业进行指导，建立了以针对低收入阶层养老为主的行业标准和市场规范，如1974年的"收费养老院设置运营指导方针"。同时，日本政府还对养老产业与养老事业的概念进行了明确区分：将养老事业定义为以低收入阶层为对象，提供企业不愿涉足、市场机制无法充分供给的必要的服务；养老产业则被理解为通过市场机制满足老年人的更高需求。

20世纪80年代，日本老龄化趋势日益加重，传统的家庭养老以及国家支付方式已经无法满足老年人的养老需求。在这一背景下，日本厚生劳动省（日本负责医疗卫生和社会保障的主要部门）成立"养老产业室"，通商产业省（日本经济主管部门)制定"老龄商务伦理纲领",进一步推动行业发展,促进企业自律。1987 年,《社会福利士和介护福利士法》通过,为养老人才的培养和规范提供了政策依据。2000 年起,日本开始实施长期介护保险制度,并于 2006 年颁布《介护保险法》。与美国长期护理保险制度不同的是,日本属于强制性保险制度。长期介护保险制度的建立,为养老产业的快速发展提供了有利条件。

2001 年,日本又专门成立了独立行政法人福利和医疗服务机构(WAM),针对民营福利机构和医疗机构实行积极的金融支持政策,为符合条件的机构提供低息或免息的长期贷款,目前其所支持的机构已拓展到营利性服务法人、看护服务机构等。2011 年 10 月,日本建立"附带服务的老年人住宅"登记制度,并通过建设补助、税收优惠、金融支持等措施来促进"附带服务的老年人住宅"的建设供应。2018 年,日本推动"附带服务的老年人住宅"供应的财政预算高达305 亿日元,用于住宅及生活支援设施的建设和改建补助,其中建设补助比例是费用的 1/10,改建补助比例为费用的 1/3;在税收方面,对固定资产税和不动产购置税进行减税优惠;在金融方面,提供"附带服务的老年人住宅"租赁住房建设贷款,支持民间金融机构为老年人提供相关住房信贷保险。

2012 年,日本厚生劳动省和通商产业省又联合制定《在老年人护理中引入机器人技术的优先领域》,确定了机器人技术护理利用的重点领域。为支持护理机器人设备的开发和商业化,相关部门采取了成立协会、发放补助金以及发布标准指南等举措,同时厚生劳动省还开展了关于开发护理机器人设备的政府与社会资本合作项目。自 2012 年起,日本厚生劳动省启动"老年保健事业推进费养老金",对老年护理、生活支援等相关研究和试点提供补助金。为应对老龄化危机以及日益增加的医疗护理需求,日本规划在 2025 年完成对地区以社区为基础的综合护理系统的构建,设立地区护理综合确保基金,支持和鼓励民营企业及非营利组织等多种主体为老年人提供多层次的生活支援服务。

3. 典型案例

日医学馆成立于 1973 年,最初主要承接医疗业务委托管理,如今已建立能够满足客户各种需求的"全面护理服务"体系,具体包括上门介护服务、医疗护理服务、长期照护服务以及家政服务等。日医学馆的发展在一定程度上得益于长期介护保险的设立，长期介护保险制度下的护理费用支付是日医学馆养老服务收入的重要组成部分。目前，日医学馆已经发展出一个比较完整的产业链条，在全球范围内开展业务。医疗保障业务、健康护理业务、教育培训业务、日常生活帮助是日医学馆的四大核心业务。医疗保障业务主要包括提供医院和药店管理服务、药品及照护产品分销服务，以及医疗机构运营外包服务等；健康护理业务包括上门介护服务、长期介护服务以及医疗护理服务；教育培训业务主要是指针对医疗机构管理人员、护工以及保姆的培训；日常生活帮助则包括家政服务、送餐服务及托幼服务等。

深度的医养结合以及精细化的服务是日医学馆经营发展的两大特色。在医养结合方面，日医学馆一直与众多医院保持密切合作，为客户提供高质量的医疗服务，能够满足客户的紧急医疗需求，逐步形成了功能齐全的集急救医疗、康复护理和生活服务于一体的综合服务体系。日医学馆精细化服务的特征具体表现在两个方面：一是通过正规学历教育系统培养护理人才，课程种类全面，工资待遇优厚，致力于为客户提供值得信赖的专业团队以及标准化、高品质的服务；二是人性化的设计，包括整洁干净的室内环境、舒适的灯光以及安全便捷的浴室等，使老年人感受到关怀与温暖。

（三）欧洲部分国家养老产业发展概述

1. 英国养老产业发展模式

英国是世界上较早进入老龄化社会的国家之一，其养老产业的发展也比较成熟。英国的养老产业发展以社区照料为主，以社区为依托，以官办民助为特点，政府购买服务并制定扶持政策、建设社区服务中心，将各种资源引入社区，不断丰富社区养老服务。目前，该社区照料模式涵盖生活照料、心理服务、物质支持以及整体关怀等多种类型的服务内容，涉及人员包括负责聘用工作人员，监督工作情况和资金分配使用的经理人，具有一定资质、帮助社区群众解决生活困难的专业工作人员，以及直接提供照料服务的照料员。

英国的社区照料服务实行项目管理，包含项目申报、执行、监督以及年度报告和评估等多项流程。在该模式中，政府与相关服务机构之间建立契约关系，受托服务机构按照合同规定提供相应的社区照料服务。与社区照料服务不同，在养老机构建设和老年护理保健方面,市场和私人企业发挥着主要作用,政府不过多干预,比较知名的养老服务公司包括巴切斯特卫生保健集团、保柏国际集团等。

2. 德国养老产业发展模式

德国是世界上老龄化最严重的国家之一,其在养老问题上承受着较大的压力。德国老年人在养老模式的选择上偏向于居家养老,而养老机构主要承接生活难以自理的老年人群体。居家养老模式中老年人的服务需求一般由附近的老年护理服务公司进行上门服务,为老年人提供家政服务以及专业的医疗护理服务,政府会依据老年人的身体状况给予其不同级别的居家护理补贴。在白天,老年人也可以根据自己的需要,前往社区的日间照料中心,接受照料并参与老年人社会活动。与大多数亚洲国家不同的是,家庭照顾并不是德国老年人养老的主要模式,德国老年人一般以独居为主,靠社会养老金和自己的积蓄生活,其子女没有赡养父母的法律义务。

为解决护理人员数量匮乏的问题,德国建立了"储存时间"的特殊制度。在这项制度中,年满18周岁的公民可利用空闲时间在养老机构做志愿者,用储存的服务时间换取自己老年时期享受其他人服务的时间。同时,为提高老年护理人员的专业性,改善护理职业培训和教育,德国还提出实施专业护理培训计划,并启动了"护理部门职业培训倡议",旨在增加护理人员和培训机构的数量及支持《护士专业法》的实施。在专业护理培训计划中,护理人员享有足够的培训津贴,可获得免费的职业培训。

德国十分关注老年人的社会参与和孤独感问题。为了给老年人提供更多的社会关怀,提高其生活质量,德国积极探索"多代屋"居住模式(非血缘关系的几代人生活在一起,住户每人一间卧室,客厅和厨房公用)。2006 年,德国联邦家庭、老年人、子女、妇女和青年事务部提出"多代屋"计划,并于 2012 年更新二代计划。"多代屋"通常为新建或在原有楼房基础上改建而成,由独立的福利财团或公益法人运营,政府为"多代屋"建设提供土地和运营资金,二代计划中运营资金的来源拓展到社会领域,将慈善组织、基金会以及地方企业纳入其中。一些"多代屋"还根据当地情况和老年人需求,组织多种社会活动,比如引入协作、阅读等主体工作坊,为当地居民提供培训学习机会等。在"多代屋"模式下,老年人能够与同龄或不同年龄阶段的"室友"一起交流生活,有利于营造养老互助的社会氛围,帮助老年人融入社会,丰富老年人生活。除此之外,自 2018 年起,政府还资助了多个针对老年人孤独感的项目。2020 年,德国启动"彼此在一起:老年人的接触和社区"项目。从 2022 年开始,德国又通过欧洲社会基金实施 ESF Plus 计划"加强老年人的参与—消除孤独感和社会孤立",为相关的社会创新项目提供资金。

除基本养老服务外,德国还积极推动其他养老领域的创新发展。在老年住宅领域,为改善老年人的生活质量,德国于 2014 年推出住宅"适龄转换"计划,为想要减少公寓障碍并创造更多生活舒适度的人提供资金补助和低息贷款。在智慧养老领域,德国政府积极与社会组织、协会以及商业机构等建立合作,开展与老年人及数字化相关的各种项目,如"老年人数字契约"项目、"促进良好老龄化的人工智能"项目等。"老年人数字契约"项目在为老年人数字体验场所的开发和扩展提供财政支持的同时,于 2021 年通过《加强老年人数字参与的联合声明》,提出对数字设施和产品进行适老化的设计及改造。"促进良好老龄化的人工智能"项目旨在更好地促进老年人学习和使用人工智能,推动针对老年人的人工智能研发。除此之外,德国政府还建立了老年人数字化和教育咨询委员会,为智慧养老领域发展提供规范建议。

(四) 国外养老产业发展经验

1. 不同国家的发展模式对比

美国、日本、英国、德国均是较早进入老龄化社会并发展出较成熟养老产业体系的国家,但由于实际情况的差异,其养老产业的整体发展模式又呈现不同的特点。

从政府的角色来看,与英国、德国这种福利性特征比较明显的欧洲国家相比,美国在养老产业发展中更加注重市场与社会的作用和价值,英国与德国政府通过购买服务、财政补贴等承担了大量的养老费用,在养老领域扮演着重要的主导者角色,而美国政府着力于推动养老服务市场化和社会化,在其中主要扮演着监管者的角色。日本政府基于老年人群体的快速增长和财政压力的不断增大,逐渐从学习西方国家的高福利养老模式转变为构建以长期介护保险制度为基础的日本特色养老模式,在其中扮演着引导者和规范者的角色。

从产业特点来看,美国、日本、英国、德国在促进养老服务提质增效的同时,致力于养老产业的协同发展与创新发展,展现出具有本国特色的发展模式。美国以成熟的养老地产业与养老金融业为典型,不同类型的养老社区模式以及众多的养老金融产品构成了较为完善的养老产业体系,创造了养老市场的繁荣;日本养老产业以精细化、人性化、标准化的服务以及医养结合为主要特征,通过养老机构功能的拓展,逐步构建一体化产业生态圈;英国以完善的社区养老服务为主要特征,致力于实现居家养老服务集群发展;而德国以"多代屋"等老年人创新居住模式以及丰富多样的养老产品为主要特征,满足老年人多样化与个性化的需求。

2. 主要做法及经验

纵观上述国家养老产业的发展历程,各国在养老领域采取了一些相同的做法,能够为我国养老产业的发展提供宝贵的经验。

第一,养老产业的发展以完善的社会保障制度为基础。完善的社会保障制度能够为老年人提供比较充足的老年生活资金,给老年人带来较为稳定的收入,从而保障老年人的消费能力。没有资金的支持,老年人并不具备享受高质量老年生活的经济条件,养老产业也会失去其赖以生存的养老市场。

第二,持续推动立法进程,制定相关行业标准。养老产业作为一个朝阳产业,是市场公认的新"蓝海",势必吸引众多资本和企业"抢滩登陆"、参与建设。在这一情况下,政府必须加快法律制度以及行业规范建设,防止出现市场上养老服务质量良莠不齐、相关企业"挂羊头卖狗头"的情况,影响养老产业的健康发展。

第三,政府发挥重要的引导与扶持作用,鼓励社会力量兴办养老机构,参与养老产业建设。养老产业具有微利性特征,前期建设成本高、融资困难是社会资本对其望而却步的主要原因,因此政府应当在其中发挥作用,给予相关企业或社会组织相应的资金支持与政策优惠。从有效性和可持续性的角度考虑,政府的介入并非完全主导,而是要依据本国实际情况在养老产业的发展中扮演最合适的角色。

第四,以居家社区养老为基础,辅以机构养老。从上述国家的养老产业发展现状来看,目前大多数老年人倾向于居家养老,极少数老年人选择机构养老。因此,各国均将养老产业的发展重点放在完善居家社区养老服务体系上,建设功能齐全的养老社区,打造智慧养老平台,提供多种类型的上门服务,提高居家社区养老服务的质量,满足老年人居家社区养老的多样化、个性化需求。

第五,提供智能化、标准化、人性化的养老服务。为了更好地满足老年人的养老需求,提高老年人的生活质量,美国、日本等国家还通过人才培养、技术创新、适老化改造、无障碍设计等方式为老年人提供更舒适的服务体验。

第六,构建综合性养老产业体系,促进各领域协同发展。一个成熟的养老产业体系不仅要保障养老服务的高质量供给,还要促进相关产业协同发展。纵观上述国家的养老产业现状,美国的养老金融业、养老地产业,日本的养老旅游业,以及德国的养老用品业作为养老产业链中的衍生产业,进一步满足了老年人包括衣、食、住、行以及精神文化在内的多样化需求,促进了本国养老领域的繁荣发展。

第二节　中国养老产业支持政策分析

养老产业的发展离不开国家政策的引导与支持。2012 年以来,我国对养老产业发展给予高度重视,出台一系列政策措施,为养老产业发展指明方向,在土地、人才、资金等方面予以大力支持。本节以政府出台的养老产业相关政策为依据,对养老产业的顶层设计、土地政策、人才政策以及其他支持政策进行分析。

一、养老产业的顶层设计

20 世纪 80 年代,在我国"社会福利社会化"改革背景下,社会力量兴办的社会福利机构开始出现,改变了以往由政府包办养老机构的局面。2000 年以后,更多社会资本开始涉足养老产业,但整体呈现"小而散"的发展状况,还未形成一个成熟的产业与市场。

2012 年和 2013 年是我国养老产业发展历程中具有里程碑意义的时间节点。2012 年,第十一届全国人民代表大会常务委员会第三十次会议修订通过《中华人民共和国老年人权益保障法》(以下简称《老年人权益保障法》),明确规定了老年人的权益范围以及所享有的权利,并指明了各级政府在养老服务领域所承担的责任与义务,从法律层面推动了我国养老产业的发展。依据《老年人权益保障法》(2012 修订),国务院有关部门应制定养老服务相关标准,"建立健全养老机构分类管理和养老服务评估制度";各级人民政府及有关部门应从财政、税费、土地、融资等方面采取优惠措施,鼓励和扶持社会力量参与兴办养老设施。同年,民政部发布《关于鼓励和引导民间资本进入养老服务领域的实施意见》,提出通过"采取政府补助、购买服务、协调指导、评估认证等方式",鼓励各类民间资本进入居家养老服务领域,举办养老机构或服务设施,促进养老产业发展。从此,在政府的大力扶持下,我国养老产业迎来了空前的发展机遇。2013 年,国务院出台《关于加快发展养老服务业的若干意见》以及《关于促进健康服务业发展的若干意见》,进一步提出要完善养老行业投融资、土地供应、税费优惠、补贴支持、人才培养和就业等一系列政策,推动"以老年生活照料、老年产品用品、老年健康服务、老年体育健身、老年文化娱乐、老年金融服务、老年旅游等为主的养老服务业全面发展"。同年,《养老机构管理办法》与《养老机构设立许可办法》的出台,也为相关养老机构提供了更为具体的制度规范。

2013 年以后,国务院及各部门陆续发布了《关于鼓励民间资本参与养老服务业发展的实施意见》《关于全面放开养老服务市场提升养老服务质量的若干意见》《"十三五"国家老龄事业发展和养老体系建设规划》《关于推进养老服务发展的意见》《关于进一步扩大养老服务供给 促进养老服务消费的实施意见》以及《"十四五"国家老龄事业发展和养老服务体系规划》等统筹性文件,对未来养老产业进行规划和布局,鼓励社会力量参与养老服务建设。除培育养老示范企业和民间组织、提高养老服务质量外,政府还十分重视养老用品、养老金融等相关产业以及"智慧养老""森林康养""医养结合"等新业态的发展,着力于汇集各种健康养老资源,不断拓展养老产业辐射面,打造成熟、完整的养老产业体系,陆续出台包括《关于推进医疗卫生与养老服务相结合的指导意见》《关于促进老年用品产业发展的指导意见》《智慧健康养老产业发展行动计划（2017—2020 年）》以及《国务院办公厅关于推动个人养老金发展的意见》等在内的有针对性的指导文件。

二、养老产业土地政策

2011 年，国务院办公厅发布《社会养老服务体系建设规划（2011—2015 年）》，指出"各级政府应将社会养老服务设施建设纳入城乡建设规划和土地利用规划，合理安排，科学布局，保障土地供应。符合条件的，按照土地划拨目录依法划拨"。自此以后，我国陆续出台诸多涉及养老用地的相关政策文件，共同构成我国养老产业用地政策的全部内容。

（一）养老产业土地政策的演进过程

2013 年，国务院发布《关于加快发展养老服务业的若干意见》，将完善土地供应政策作为我国养老产业政策支持体系的一部分，指出"各地要将各类养老服务设施建设用地纳入城镇土地利用总体规划和年度用地计划，合理安排用地需求"，并对非营利性养老机构与营利性养老机构的土地供应方式和条件做了简单的规定。该意见提出非营利性养老机构可依法使用国有划拨土地或农民集体所有土地，优先保障营利性养老机构的用地供应，严禁养老服务设施建设用地通过改变土地使用条件搞房地产开发。

为贯彻落实国务院《关于加快发展养老服务业的若干意见》的文件精神，国土资源部办公厅 2014 年印发《养老服务设施用地指导意见》，对养老土地的开发利用进行规范和管理。该意见规定了养老服务设施用地的范围、用途和年期、分类管理、用地监管等具体内容。《养老服务设施用地指导意见》的出台，从宏观层面较为全面地规范了养老土地的供应与使用，对于化解养老用地乱象具有十分重大的意义，意味着我国养老用地管理开始进入法治化轨道。

2016 年，民政部等 11 个部门联合发布《关于支持整合改造闲置社会资源发展养老服务的通知》，鼓励挖掘城乡现有闲置社会资源用于养老服务设施，包括存量用地、现有闲置厂房、社区用房、农村集体建设用地存量等。该通知指出，社会力量可通过股份制、股份合作制、PPP(政府和社会资本合作)等模式整合改造闲置社会资源,在这一过程中,各地政府应深化"放管服"改革,尽量简化审批手续、提供便利服务。同年,国务院办公厅发布的《关于全面放开养老服务市场 提升养老服务质量的若干意见》指出,"对在养老服务领域采取政府和社会资本合作(PPP)模式的项目,可以国有建设用地使用权作价出资或者入股建设"。

2019 年,国务院办公厅发布《关于推进养老服务发展的意见》,要求进一步完善养老服务设施用地政策,明确规定了该领域的责任主体,"自然资源部、住房城乡建设部、民政部按职责分工负责,地方各级人民政府统筹负责"。同年,为落实《关于推进养老服务发展的意见》的工作部署,自然资源部发布《关于加强规划和用地保障支持养老服务发展的指导意见》。在 2014 年颁布的《养老服务设施用地指导意见》的基础上,该意见对养老服务设施用地的具体内容进行调整与完善,放宽用地条件,规范用地管理,成为新时期我国养老服务设施用地保障工作最重要的政策依据。

(二)养老产业土地政策的具体内容

依据《养老服务设施用地指导意见》(以下简称"2014 年《意见》")和《关于加强规划和用地保障支持养老服务发展的指导意见》(以下简称"2019 年《意见》"),我国养老产业土地政策的具体内容如下:

第一,用地范围。2014 年《意见》首次对养老服务设施用地做出明确的界定,"专门为老年人提供生活照料、康复护理、托管等服务的房屋和场地设施占用土地,可确定为养老服务设施用地";2019 年《意见》将其调整为"专门为老年人提供生活照料、康复护理、托管照护、医疗卫生等服务的房屋和场地设施所使用的土地",并指出养老服务设施用地"包括敬老院、老年养护院、养老院等机构养老服务设施的用地,养老服务中心、日间照料中心等社区养老服务设施的用地等"。与 2014 年《意见》中的养老服务设施用地范围相比,2019 年《意见》在用地范围上增加了"医疗卫生"这一内容,这与医养结合的政策倡导相呼应,意味着养老机构开办或内设的医疗卫生机构所使用的土地也被纳入养老服务设施用地的范畴。从 2019 年《意见》的表述来看,养老服务设施用地涵盖诸多类别,除医疗卫生功能用地外,社区养老服务设施用地也包含在内。

第二,土地用途。2014 年《意见》指出"养老服务设施用地在办理供地手续和土地登记时,土地用途应确定为医卫慈善用地",而 2019 年《意见》将土地用途确定为社会福利用地。造成这一变化的主要原因在于国家标准《土地利用现状分类》的修改,2017 版《土地利用现状分类》将原来的"医卫慈善用地"细分为"医疗卫生用地""社会福利用地",以明确新兴产业用地类型,更好地为新兴产业提供土地支持和保障。

第三,土地供应方式。养老服务设施用地的供应方式大致可分为划拨、出让和租赁三大类型。对于非营利性养老机构来说,其养老服务设施用地一般以土地划拨方式供应为主。2019 年《意见》提出,"鼓励非营利性养老服务机构以租赁、出让等有偿使用方式取得国有建设用地使用权"。土地划拨与土地租赁、出让相比,虽然前者成本较低,但后者在使用范围上更加灵活,且具有可以转让、出租、抵押等优势。为非营利性养老机构获得国有建设用地使用权提供多种方式,有利于推动民办养老机构快速发展,丰富养老服务供给。对于营利性养老机构来说,其养老服务设施用地以租赁、先租后让、出让方式供应为主。2019 年《意见》指出,"鼓励优先以租赁、先租后让方式供应"以及"同一宗养老服务设施用地只有一个意向用地者的,市、县自然资源主管部门可按照协议方式出让(租赁);有两个以上意向用地者的,应当采取招标、拍卖、挂牌方式出让(租赁)"。先租后让是一种土地供应的创新模式,这种模式不仅有利于减少因准入失效、盲目购地、投机囤地而导致的土地浪费,还能够为中小企业减轻初期的用地压力,降低其拿地成本。与此同时,2019 年《意见》还支持政府以作价出资或者入股方式提供土地,与社会资本共同投资建设养老服务项目。对于农村集体建设用地,土地所有权人可通过出租、出让的方式将土地交给养老机构用于养老服务,农村集体经济组织也可依法使用本集体经济组织所有的建设用地自办或以建设用地使用权入股、联营等方式与其他单位和个人共同举办养老服务设施。

第四,土地供应价格及使用年限。在土地供应价格方面,2019 年《意见》指出,社会福利用地的出让底价可按不低于所在级别公共服务用地基准地价的70%确定;关于租赁价格,可由当地人民政府制定最低租金标准,并在土地租赁合同中明确租金调整的时间间隔和调整方式。在土地使用年限方面,2019 年《意见》规定,"以出让方式供应的,出让年限不得超过 50 年;以租赁方式供应的,租赁年限不得超过 20 年"。

第五,用地规模及规划布局。依据 2019 年《意见》,养老服务设施用地一般应单独成宗供应,用地规模原则上控制在 3 公顷以内;若养老服务设施用地兼容建设医卫设施,用地规模原则上控制在 5 公顷以内。同时,在出让土地时,相关部门"可将项目配套建设医疗服务设施要求作为土地供应条件并明确不得分割转让"。在保障与落实各地方养老服务设施规划用地方面,2019 年《意见》指出,各地要强化国土空间规划的统筹协调作用,根据本地实际情况编制市、县国土空间总体规划,确定本地区养老服务设施用地的规模、标准和布局原则;市、县自然资源主管部门应根据本地区养老服务需求,依据国土空间总体和详细规划,分阶段供应养老服务设施用地,落实年度建设用地供应计划,做到应保尽保。2019 年《意见》还指出,"对现状老龄人口占比较高和老龄化趋势较快的地区,应适当提高养老服务设施用地比例",从量上保障养老服务设施用地。在社区养老服务设施用地保障方面,2019 年《意见》强调,"新建城区和新建居住(小)区要按照相应国家标准规范,配套建设养老服务设施,并与住宅同步规划、同步建设、同步验收。已建成城区养老服务设施不足的,应结合城市功能优化和有机更新等统筹规划,支持盘活利用存量资源改造为养老服务设施,保证老年人就近养老需求"。

第六,存量资源的利用管理。2019 年《意见》在《关于支持整合改造闲置社会资源发展养老服务的通知》的基础上,对在改造利用存量资源、存量土地过程中的原则性和操作性规定进行补充与完善。依据 2019 年《意见》,改变存量土地用途用于养老服务设施建设的,若建成的养老服务设施由非营利性养老机构使用,则原划拨土地可继续划拨使用,原有偿使用的土地也可不增收改变规划条件的地价款;对于不符合划拨条件的原划拨土地则须补缴土地出让款,原有偿使用的土地可重新签订合同,调整有偿使用价款。利用存量资源(商业、办公、工业、包储存量住层以及社会用房)建设养老服务设施且不改变用地主体的,可在五年内实施过渡期政策,继续按土地原用途和权利类型使用。五年过渡期满,若新用地主体为非营利性的,则原划拨土地可继续以划拨方式使用;若新用地主体为营利性的,则须重新进行协议出让。同时,2019年《意见》明确指出,鼓励盘活乡村闲置校舍、厂房等建设乡村养老服务设施。

第七,土地监管。2019年《意见》从规范养老服务设施登记、限制养老服务设施用地随意变更用途以及加强规划和用地监管三个方面开展养老服务设施用地的监管工作。2019年《意见》指出,要进行跨部门养老服务综合监管制度建设,建立养老服务设施规划和用地协同监管机制,做好事前审核、事中和事后监督,严格审查新建住宅项目的建设工程设计方案等,积极办理相关不动产登记,严格限制养老服务设施用地改变用途,将养老服务机构用地情况纳入土地市场信用体系,实施守信激励、失信惩戒。

三、养老产业人才政策

养老产业的发展离不开人才供给。多年来,从业人员年龄偏大、素质不高、专业化水平低等问题给我国养老产业发展带来了极大的阻力,行业人才的供给难以满足复杂迫切的养老需求。低收入待遇、低社会认可度被认为是造成养老产业人才匮乏的重要因素。对此,我国积极推动养老产业人才培养,出台一系列政策标准,逐步扩大养老护理人才队伍,提升涉老人员的专业技能。

(一)养老产业人才政策的演进过程

2014年,教育部等九部门联合发布《关于加快推进养老服务业人才培养的意见》,提出要加快建立养老服务人才培养培训体系,以适应养老服务业发展的需求,具体任务措施包括加快推进养老服务相关专业教育体系建设、全面提高养老服务相关专业教育教学质量等。

2019年以来,我国陆续发布了《关于推进养老服务发展的意见》《关于进一步扩大养老服务供给 促进养老服务消费的实施意见》以及《"十四五"国家老龄事业发展和养老服务体系规划》等统筹性指导文件,对养老服务领域的人才培养和队伍建设提出了进一步的要求。《关于推进养老服务发展的意见》指出,要建立完善养老护理员职业技能认定和教育培训制度,鼓励各类院校开设养老相关课程;通过开发基层为老服务岗位、给予各种奖励补贴,吸纳人员从事养老服务行业;建立养老服务褒扬机制,提高该类职业的社会认可度。《关于进一步扩大养老服务供给　促进养老服务消费的实施意见》提出了具体的发展目标,要建设高素质、专业化养老服务人才队伍,确保到2022年年底前培养培训1万名养老院院长、200万名养老护理员、10万名专兼职老年社会工作者,切实提升养老服务持续发展能力。《"十四五"国家老龄事业发展和养老服务体系规划》指出,要通过完善人才激励政策和拓宽人才培养途径加快养老行业人才队伍建设。

(二) 养老产业人才政策的具体内容

1. 人才培养

在人才培养方面,我国同步推进院校养老专业教育以及相关职业技能培训工作,为养老产业培养和储备各类专业化人才。

2019年,人力资源和社会保障部与民政部联合颁布《养老护理员国家职业技能标准(2019年版)》,对养老护理员职业技能等级以及鉴定考核标准做出明确说明。与2011年的标准相比,2019年的标准在养老护理员学历门槛、等级申报条件、等级晋升时间以及等级技能要求等方面均做出了重大调整,在放宽入职条件的同时,又对养老护理员的职业技能提出了更高的要求,拓宽了养老护理员的职业发展空间。2019年的标准的具体调整内容包括将受教育程度要求从"初中毕业"调整为"无学历要求",新增"一级/高级技师"等级,职业技能等级由四个增至五个,增加养老护理员在居家和社区养老服务中应具备的技能要求,在"基础知识"中新增"消防安全"内容等。

从2019年起,我国启动1+X证书(即"学历证书+若干职业技能等级证书")制度试点工作,其中涉及养老领域的等级证书包括老年照护、失智老年人照护等。该制度的核心在于促进职业教育领域书证之间衔接融合,实现职业技能等级标准与相关专业教学标准的有效对接,是养老产业人才培养建设行动中产教融合、校企合作的典型措施。中国社会福利与养老服务协会及民政部培训中心下属两家企业被授权开展老年照护和失智老年人照护两个"1+X"证书试点工作,技能人员水平评价实行社会化等级认定,使其接受市场和社会的认可与检验。

除此之外,我国在养老领域的人才培养措施还包括:针对以老年患者为主要服务对象的医疗护理员制定培训大纲、支持院校和机构共建养老服务实训基地、鼓励医疗人员到医养结合机构执业、鼓励医养结合机构为院校学生提供实习岗位等。

2. 人才激励

在人才激励方面,我国逐步完善养老护理员的薪酬待遇和社会保险政策,建立与其能力和业绩相匹配的工资分配机制,并对从业人员给予各种形式的奖励补贴。

奖励补贴的具体形式包括一次性入职奖励、岗位奖励津贴、培训补贴、表彰奖励等。以北京市为例,依据 2020 年北京市民政局等多个部门联合发布的《北京市养老服务人才培养培训实施办法》,北京市面向养老服务行业实施毕业生入职奖励补贴制度,对本科及以上学历的毕业生给予 6 万元的一次性入职奖励,对专科(高职)学历毕业生给予 5 万元的一次性入职奖励,对中职学历毕业生给予 4 万元的一次性入职奖励,入职奖励按照补贴标准的 30%、30%、40%分三年发放;北京市还建立了岗位奖励津贴制度,对于获得职业技能等级证书的养老护理员,依据不同的等级每人每月给予不同金额的奖励和补贴;同时,北京市通过政府采购的方式委托专业培训机构组织开展人才能力提升培训,在培训考试中合格、取得结业证书的,将获得 1 500 元的培训补贴。2020 年,山东省青岛市发布《青岛市民政局青岛市财政局关于健全完善各类养老服务补贴的通知》,通知规定,青岛市每两年将开展一次青岛"敬老使者"的评选活动,"敬老使者"在 4 年管理期内可享受每月 1 000 元的津贴奖励,通过表彰奖励的形式,对该领域相关人才进行激励。

四、养老产业的其他支持政策

我国养老产业政策强调"优惠""监管"两手都要硬的管理模式。一方面,通过政府购买、财政补贴、金融贷款、税收优惠、公共费用减免等措施对养老产业进行扶持;另一方面,通过行业规范、机构监管、准入标准等为养老产业创造健康有序的市场环境。

（一）财政金融政策

政府利用购买服务、公建民营、PPP 项目、政府引导基金、财政补贴、信贷支持等方式，推动养老服务领域市场化改革，为养老产业注入资金，创造条件。2015 年，民政部等部门发布《关于鼓励民间资本参与养老服务业发展的实施意见》，指出"民政部本级彩票公益金和地方各级政府用于社会福利事业的彩票公益金，要将 50% 以上的资金用于支持发展养老服务业，并随老年人口的增加逐步提高投入比例。其中，支持民办养老服务发展的资金不得低于 30%"。

1. 政府购买

政府购买养老服务是指政府通过购买服务方式，委托供应商为符合条件的老年人提供方便可及、价格合理的养老服务。依据 2014 年财政部等部门《关于做好政府购买养老服务工作的通知》，政府购买养老服务内容应突出公共性和公益性，按照量力而行、尽力而为、可持续的原则确定。各地要全面梳理现行由财政支出安排的各类养老服务项目，凡适合市场化方式提供、社会力量能够承担的，应按照转变政府职能要求，通过政府购买服务方式提供方便可及、价格合理的养老服务。要根据养老服务的性质、对象、特点和地方实际情况，重点选取生活照料、康复护理和养老服务人员培养等方面开展政府购买服务工作。在购买居家养老服务方面，主要包括为符合政府资助条件的老年人购买助餐、助浴、助洁、助急、助医、护理等上门服务，以及养老服务网络信息建设；在购买社区养老服务方面，主要包括为老年人购买社区日间照料、老年康复文体活动等服务；在购买机构养老服务方面，主要为"三无"（无劳动能力，无生活来源，无赡养人和扶养人或者其赡养人和扶养人确无赡养和扶养能力）老人、低收入老人、经济困难的失能半失能老人购买机构供养、护理服务；在购买养老服务人员培养方面，主要包括为养老护理人员购买职业培训、职业教育和继续教育等；在养老评估方面，主要包括老年人能力评估和服务需求评估的组织实施、养老服务评价等。

2. 公建民营

公建民营项目中，政府拥有土地、房屋、设备等固定资产的所有权，社会资本只需负责运营，这种模式能够解决养老机构初期土地成本及设备购买和运营成本过高的难题。目前,部分省市已出台相关政策文件,为公建民营项目的实施提供政策规范,例如《北京市养老机构公建民营实施办法》等。

3. PPP 项目

2017 年,财政部、民政部、人力资源和社会保障部联合发布《关于运用政府和社会资本合作模式支持养老服务业发展的实施意见》,提出引导和鼓励社会资本"通过 PPP 模式,立足保障型基本养老服务和改善型中端养老服务",参与养老机构、社区养老体系建设以及医养健融合发展。BOT(建造—运营—移交)和 BOO(建造—拥有—运营)是 PPP 项目中常见的两种模式,相较于公建民营项目,PPP 项目对社会资本的前期资金投入要求更高。

4. 政府引导基金

养老产业引导基金的运作模式是由中央财政资金引导,政府配套成立养老产业引导基金,利用政府的威望吸引更多的社会资本参与,最终将资金用于投资养老项目,为养老企业提供资金支持。2014 年,财政部办公厅、商务部办公厅联合发布《关于开展以市场化方式发展养老服务产业试点的通知》,提出通过中央财政资金引导,"与地方政府以及银行、企业等其他社会投资者共同投入,设立养老服务产业发展基金",并在包括内蒙古、吉林在内的 8 省(自治区)开展以市场化方式发展养老服务产业的试点工作。

5. 财政补贴

虽然各地政府的养老补贴政策及具体内容存在差异,但总体来看,养老领域的财政补贴主要包括一次性建设补贴、运营补贴、困难老人入住补贴以及防范意外风险补贴四种类型。以陕西省西安市为例,西安市政府对养老机构给予一次性建设补贴,社会资本投资举办的新建类养老机构每张床位给予 10 000 元补贴,改扩建类给予 5 000 元补贴,营利性机构与非营利性机构享受相同的补贴政策;对农村幸福院给予运营补贴,依据运营情况评分给予不同程度的奖励;对养老机构提供困难老人入住补贴,按养老机构星级对自理、半自理、失能老人进行分类补助。民政部、保监会、全国老龄办于 2014 年联合发布《关于推进养老机构责任保险工作的指导意见》,指出政府部门可通过引导养老机构筹资参加责任保险、争取财政资金给予保费补贴等措施,推动养老机构参与责任保险工作,构建养老服务业风险分担机制。2014年3月,山东省青岛市通过公开招标开办养老机构责任保险,该保险项目的保费标准为每人每年150元,其中青岛市级财政给予80%的补贴,养老机构仅需支付保费的20%。

6. 信贷支持

各级政府通过发布一系列优惠政策,鼓励支持信贷资金及社会资本投入养老产业,着力解决养老行业融资难、抵押难、融资贵等难题,具体涉及财政贴息、小额贷款、融资抵押、融资担保、企业债券等内容。

关于财政贴息与小额贷款,山西省依据《全省扶持养老服务业发展财政贴息暂行办法》,为民办养老机构从银行获得的养老项目贷款给予财政贴息扶持,"省级财政贴息资金每年规模为1 000万元,由省财政厅会同省民政厅根据各市申报情况,核定项目贴息金额,并按负担50%的办法下达贴息资金"。黑龙江省依据《黑龙江省支持养老项目贴息贷款管理暂行办法》,与省农村信用社联合社合作,向社会力量投资举办的养老服务机构以及相关企业和社会组织提供不超过200万元的养老服务基础设施建设资金贷款或不超过50万元的养老服务运营周转资金,并利用省级福利彩票公益金对贷款项目实施50%的贷款贴息。关于融资抵押,山东省联合省农村信用社联合社推出以"床位收费权质押+保证金担保+实际控制人、核心家庭成员或主要股东担保"为特色的"养老保障贷"信贷产品,养老机构无须对该产品提供抵押物担保,从而有效解决养老机构担保难、融资难的问题。关于融资担保,上海市依据《上海市扶持养老机构纾困发展的若干政策措施》,对受疫情影响、符合条件的养老机构向商业银行申请贷款,使用市融资担保中心的中小微企业政策性融资担保基金,以"批次担保贷"的形式为其提供贷款担保,并对担保费予以全额补贴。关于企业债券,国家发展改革委办公厅2015年印发《养老产业专项债券发行指引》,指出政府可适当放宽企业债券现行审核政策以及部分准入条件,支持发债企业以出让或租赁建设用地使用权为债券设定抵押,为养老企业利用企业债券融资提供政策支持。

(二) 税费优惠政策

1. 税收优惠

依据我国相关政策,对于非营利性、福利性的养老机构,其符合免税条件的收入可免征企业所得税，其自用房产和土地可免征房产税、城镇土地使用税，其承受房屋、土地用于提供养老服务的可免征契税。民办养老机构中专门为老年人提供生活照顾的场所，可免征耕地占用税。对于各类养老机构提供的养老服务可免征增值税。同时，对于向非营利性民办养老机构捐赠的企业和个人，政府也将给予一定的所得税优惠。

2. 费用减免

2014 年，财政部、国家发展改革委发布的《关于减免养老和医疗机构行政事业性收费有关问题的通知》提出，"对非营利性养老和医疗机构建设全额免征行政事业性收费，对营利性养老和医疗机构建设减半收取行政事业性收费"。行政事业性收费项目包括土地复垦费、土地闲置费、耕地开垦费、土地登记费、房屋登记费、白蚁防治费、防空地下室易地建设费等。2015 年，国家发展改革委、民政部发布的《关于规范养老机构服务收费管理促进养老服务业健康发展的指导意见》明确规定，所有养老机构用电、用水、用气、用热按居民生活类价格执行。各地政府根据实际情况也出台了一些特有的优惠政策，例如依据《海南省养老服务投资指南》，海南省养老机构安装电话、有线（数字）电视、宽带互联网等可免收一次性接入费。

（三）市场准入与监管政策

总体来看，我国养老产业在市场不断放宽、准入门槛不断降低的同时，对服务质量和安全方面的监管却呈现越来越严格的趋势。

2013 年，民政部发布《养老机构设立许可办法》，对养老机构的设立许可进行规范。但在具体实施的过程中，严格的许可条件使我国养老产业发展受到阻碍，准入门槛过高导致新设立的养老机构数量不尽如人意。为此，2019 年，民政部印发《关于贯彻落实新修改的〈中华人民共和国老年人权益保障法〉的通知》，将养老机构向各级民政部门提出设立许可申请更改为登记备案，并辅之以事中事后监管。同年，国务院办公厅印发《关于推进养老服务发展的意见》，在"深化放管服改革"部分提出建立养老服务综合监管制度、解决养老机构消防审验问题以及做好养老服务领域信息公开和政策指引，强调完善事中事后监管制度,加大对违规行为的查处惩戒力度,建立健全失信联合惩戒机制,制定养老服务机构服务质量信息公开规范。2020 年,国务院办公厅又发布《关于建立健全养老服务综合监管制度促进养老服务高质量发展的意见》,对综合监管所涉及的部门进行职责分工,并指出要明确监管重点,加强质量安全、从业人员、涉及资金及运营秩序等方面的监管;落实监管责任,创新监管方式,加强协同监管、信用监管以及信息共享,发挥标准规范的引领作用。

五、目前中国养老产业政策的发展特点

目前,我国养老产业政策的发展呈现以下四个特点:

第一,政策发布主体朝着多元化发展,部门间联动日益频繁。2012 年之前,我国养老产业政策的发文主体还比较单一,多以国务院、老龄委以及民政部等部门独立发文为主。2012 年以后,随着养老产业政策的内容不断拓展,政策涉及的主体也逐渐增多,部门间开始互动与合作,各部门在养老领域的职责分工也越来越明晰。以 2016 年发布的《关于支持整合改造闲置社会资源发展养老服务的通知》为例,其发文主体包括民政部、国家发展改革委、教育部、财政部等 11 个部门。

第二,政策内容逐步拓展,政策类型更加多样。目前,我国养老产业政策体系中既包含涉及养老产业整体规划的统筹性政策,又包含围绕某一具体领域的针对性政策,在构建多层次养老产业体系的同时,又致力于培育智慧养老、医结合等养老产业融合发展新业态,促进养老服务提质增效。从政策类型来看,我国养老产业政策涉及土地、财政、税收等多项内容,不仅包括发展规划、标准设计、税费优惠、金融支持等环境性政策,还包括技术信息支持、人才培养、基础设施建设等供给性政策以及价格补贴、政府采购、示范工程等需求性政策,使用政策工具推动养老产业健康发展。

第三,立法层面存在不足。法律法规能够明确规定相关主体的法律身份、法律责任、权利义务以及违规后果,且具有较强的稳定性和较高的法律效力。目前,我国政府在养老领域出台了诸多政策文件,但缺乏相应的法律法规作为支撑。立法的缺位不仅不利于对养老产业进行统一、有效的监管与规范,还会

造成较多的法律风险,从而使社会力量对进入养老领域持观望态度。

第四,缺乏量化要求和程序性规定。从我国养老产业政策的内容来看,"鼓励""支持""推进"等表述占据政策内容的绝大部分,规范性意见较多,而具体的量化要求和程序性规定不足。以养老供地政策为例,政府明确规定了养老用地的供应方式、用途及规模,并鼓励利用存量资源进行养老服务设施建设,但是关于存量资源的改造标准、土地用途的具体变更手续以及社区建设养老服务设施的争议解决等程序性规定尚未显示在政策文件当中,给政策实施和后续监管带来诸多困难。

第三节　中国养老产业发展模式与典型案例

养老产业作为涉及多个行业领域的多样化综合性产业体系,随着老年人需求的增长逐渐衍生出多种业态。本节主要对我国养老产业的发展模式进行介绍,并通过典型案例分析养老产业在不同领域的具体实践。

一、中国养老产业的发展模式

在政策的支持与引导下,我国养老产业迎来了快速发展期,各种社会力量纷纷参与建设,不同类型的养老项目进入大众视野。总体来看,我国养老产业正朝着需求导向、科技引领、提质增效、协同共享的方向发展。结合养老产业的政策背景与发展趋势,目前我国养老产业的发展模式可简单归纳为智慧养老、医养结合、生态养老三种类型。

(一) 智慧养老模式

智慧养老以现代信息技术为支撑,以现代通信、大数据、物联网及云计算为依托,打造智慧养老服务平台、智慧养老社区,促进信息技术与养老服务相结合,实现线上和线下相互协作。智慧养老模式能够打破传统养老服务方式的时间与空间限制,提高服务的有效性与便捷性,从而使老年人收获更多的幸福感和安全感。2012 年,全国老龄工作委员会办公室信息中心与北京怀柔区政府共同主办"首届全国智能化养老战略研讨会",指出智能化养老"是中国解决国民养老问题的必然选择……代表了养老服务事业发展的新方向"。同年,由全国老龄办信息中心组织实施的全国智能化养老实验基地开始在全国范围内建设,各地政府随之探索"互联网+养老"的新模式。

智慧养老模式是一个比较宏观的整体性概念,在具体建设实施时需要政府、企业、社会的共同参与。一个完整的智慧养老服务平台需要整合包括老年人及监护人、养老服务企业、医疗机构、社区养老服务中心、商家等在内的所有养老信息与资源,通过电话热线、手机应用、移动监测设备、可穿戴设备、信息化平台等路径,实现养老产业各个主体之间的协同联动。具体来说,政府需要发挥自身的信息优势与整合优势,打造智慧养老服务平台,录入老年人信息,整合养老资源,推动养老服务供给与多样化需求的有效匹配,做好公安、消防等各部门之间的联动,加强行业平台监管。相关企业需要利用自身技术手段与服务资源,协助智慧养老服务平台建设,参与智慧养老社区服务,打造智慧养老辅助生活产品,利用传感系统做好安全预警。

相较于传统养老模式,智慧养老模式在节约人力资源、及时检测预警以及资源信息整合方面具有独特优势,能够为老年人带来更加优质、便捷的服务体验。但是,受地区发展水平和资源设施的限制,我国智慧养老领域呈现明显的城乡发展不平衡的特征。还有一点值得注意,打造智慧养老模式必须与老年人信息技术教育结合起来,提高老年人使用智能设备的能力,使智慧养老模式发挥更大的功效。

(二) 医养结合模式

传统模式下养老院与医院往往独立运行,两者均面临难以兼顾老年人养老和医疗需求的难题,养老院无法提供专业的医疗诊断服务,而医院资源紧张,也无法满足老年人长期疾病护理的要求。老年人患病后,其住所、养老院以及医院之间的往返辗转不仅给个人家庭增加了负担,还可能延误紧急就医的时间。为此,我国大力发展医养结合的养老模式,从老年人的多样化、个性化需求出发,着力实现养老资源与医疗资源的有机整合以及服务功能的有效衔接,打通老年人群体医养的"最后一公里"，为老年人提供更加便捷、更加专业的一体化医疗养老服务，提升老年人群体的生活质量。对于包括残障老年人、大病康复期老年人、慢性病老年人以及易复发病老年人在内的失能、半失能老年人而言，医养结合模式能够使其获得更好的照料与服务。

医养结合将生活照料、精神慰藉等养老服务与医疗防治、康复保健等医疗服务结合起来，其运作模式具体可分为四种主要类型，分别是依托社区卫生服务中心进行家庭医生签约、养老机构内设医疗部门、医疗机构内设养老部门、养老机构与医疗机构联合。上海率先实行以家庭医生签约为基础的分级诊疗改革，推出了"1+1+1"签约服务的分级诊疗模式，即必须在社区卫生服务中心选择一位家庭医生签约，在市范围内，任选一家二级医院、一家三级医院签约，形成签约组合。天津康泰老年公寓采用养老机构内设医疗部门的模式，与长江医院携手打造能够提供日常检查、药品购买以及康复治疗等服务的门诊部门，满足老年人的医疗需求。合肥滨湖医院发展集健康教育、医疗、护理、康复、养老等于一体的病房模式，由护士、医生组成责任小组，实行护理包干制和整体护理制，这种做法属于医疗机构内设养老部门模式。郑州市第九人民医院与河南省36 家养老机构联合成立的"河南省老年医养协作联盟"则属于养老机构与医疗机构联合模式，医院可以为养老院提供巡诊义诊、心理疏导、健康教育等专业帮扶，各参与主体开设医院与养老机构之间的绿色转诊通道，形成养老院到医院、医院到养老院的双向转诊机制。

（三）生态养老模式

生态养老的具体模式包括生态养老休闲农庄、生态养老旅游度假区、生态养老社区和候鸟式生态养老公寓等，利用自然资源为老年人提供舒适的生活和旅游场所，满足老年人健康休闲的需求。生态养老休闲农庄依托乡村农家乐，一般在城市近郊发展，能够为老年人提供农业耕种、农家乐住宿以及各种体验服务。生态养老旅游度假区强调养老和度假旅游相结合，一般建设在景区周边，具备住宿、旅游、运动、休闲娱乐等服务功能。依据当地特有的旅游资源和自然条件，也可将生态养老旅游度假区具体划分为温泉养生养老、山间避暑养老、森林氧吧养老等不同的生态养老主题。生态养老社区一般指高档的新型养老社区,融合居家社区养老以及机构养老的功能,以出租或出售的方式为客户提供住房,社区内居住环境宜人,养老资源丰富,拥有众多休闲娱乐设施,同时能够为老人提供生活照料、医疗保健等服务。候鸟式生态养老公寓与候鸟式生态养老旅游模式相匹配,通常是一种集养老、护理、休闲于一体的酒店式公寓,建设在气候宜人、环境优美的区域。

总体来看,生态养老是一种通过创造生态友好环境、打造生态文化生活等方式使老年人获得身心愉悦的新型养老模式,它能够发挥较大的辐射带动作用,促进旅游、地产等行业发展。

二、中国养老产业发展的典型案例

在具体实践领域,近年来我国养老产业体系呈现多样化、多层次的特点,不同类型的养老产业竞相发展,涌现出诸多突破创新的经典案例,例如智慧养老领域的山东威海"三网构建"、生态养老领域的攀枝花"阳光康养"、养老地产领域的乌镇雅园"学院式康养小镇"、养老金融领域的兴业银行"安愉人生",以及养老服务企业发展领域的安康通"链式科技养老"等。

(一) 智慧养老:山东威海"三网构建"

近年来,山东省威海市十分重视智慧养老建设,将智慧养老纳入智慧城市体系整体统筹规划,通过打造"信息网""服务网""保障网"三张网,构建智慧养老创新发展新局面,不断提高养老服务质量。2022年,威海市"铺开'三张网',打造智慧居家养老工程"入选全国居家和社区养老服务改革试点工作优秀案例,其具体建设内容如下:

第一,搭建"政府+市场+社会"全方位聚力的"信息网"。威海市以政府为主导,打造"1+2+N"智慧养老信息体系。"1"指投入1 100万元,建成市级综合养老服务信息平台;"2"指打造涵盖全市所有老年人基本信息的大数据库和覆盖城乡的居家养老服务热线,实现养老服务供需的精准对接;"N"指推动市级综合养老服务信息平台不断优化升级,实现功能拓展,打造一站式养老服务体系。

第二，织密"生活照料+医疗健康+精神慰藉"全天候响应的"服务网"。威海市依托居家养老服务热线，辅以微信小程序、App（手机软件）、网上商城、居家服务查询一体机等媒介，为老年人提供生活服务、紧急救助等。老年人仅需网上操作或者一个电话，便可在家享受专业的入户服务。

第三，筑牢"标准化+精准化+规范化"全过程管理的"保障网"。威海市制定居家上门服务各项标准，并对服务提供主体进行事前、事中、事后的监督管理。具体措施包括：对加盟企业的服务质量进行电话回访，对服务满意度高的企业进行奖励，满意度不符合要求的企业将进入诚信黑名单；对服务对象实行"一人一码"，对全市社区养老机构的用电用水、消防安全等情况进行 24 小时实时监控。

在智慧养老运营方面，威海市坚持市场化运作模式，鼓励专业的服务机构及养老相关产业广泛参与，培育养老服务新业态。2019 年，威海市民政局对威海市养老服务综合管理平台建设项目进行招标，要求为辖区老年人群体建立数据库及电子档案，构建完整的养老服务管理及协调机制。山东友大软件科技有限公司成为该项目中标供应商。市级智慧养老服务中心委托社会组织运营，通过建设"虚拟养老院"和实体展厅，实现"线上+线下"一体化服务运营。市级以下部分，通过扶持本土养老服务品牌以及沐浴阳光、祥福家等居家养老服务品牌，引进日立解决方案（中国）有限公司等国内外知名智慧养老服务企业，建立智慧化县级养老机构、智能化镇街养老服务中心以及社区智能居家养老服务站三级服务平台，构建"321"居家养老服务新模式（区民政、街道、社区"三级监管"，助老卡和志愿者卡"两张卡"，N 个服务商、社会组织共同参与的"一张网"）。

（二）生态养老：攀枝花"阳光康养"

攀枝花冬暖夏凉，全年无冬，十分适合避寒养生；气候常年舒适干爽，阳光充足，对风湿性关节炎、气管炎等常见疾病具有显著的自然疗效；同时，97% 以上的城市空气质量优良率以及常年低于 32 微克/立方米的 PM2.5 值，为呼吸系统疾病患者静养提供了十分有利的条件。对于老年人来说，攀枝花是名副其实的康养胜地。

自 2010 年起,攀枝花通过自身比较优势,以充沛的阳光、冬暖夏凉的气候、独特的生态资源为依托,将"中国阳光花城"作为攀枝花未来发展的三大战略定位之一,努力实现由钢铁之城向"阳光花城·康养胜地"的转变。多年来,在政策的支持和政府的引导下,攀枝花康养产业全方位快速发展。目前,攀枝花将打造"国际阳光康养旅游目的地"作为战略目标,围绕"一核、一带、三谷"(东区"一核"引领,建设集全域全龄智慧康养城区、攀西康养旅游融合核心区、攀西阳光康养运动中心区于一体的核心区;盐边县"一带"支撑,建设集红格特色小镇、二滩森林公园、格萨拉景区于一体的养生带;实施"三谷"带动,包括米易县的"太阳谷"、西区的"苏铁谷"和仁和区的"颐养谷")的总体布局,实施"5115"(5 个国际康养旅游度假区、10 个国家级和省级特色康养村、100 个康养旅居地、50 个医养结合点)工程建设,推进"康养+运动""康养+文旅""康养+医疗""康养+农业""康养+工业"五大产业的深度融合。

攀枝花充分利用自身的阳光资源、风景环境资源、文化民俗资源、美食资源构建独具特色的康养旅游项目,根据各地区资源环境的不同,打造不同类型的旅游区域,游客可以根据自身喜好选择阳光康养游、三线文化游、温泉度假游、乡村休闲游等。在旅游养老住宅方面,农家乐、专业康养中心、租房居住、购房居住是攀枝花候鸟老人选择的四大居住类型。

为推动养老产业发展,攀枝花市政府陆续发布了一系列优惠政策。在土地政策方面,依据 2020 年的《加强全市康养产业项目用地保障工作的意见》,强调"在国土空间规划编制中优先保障康养产业""建立康养项目用地报批'绿色通道'"以及"鼓励盘活集体建设用地",规定土地供后监管措施。在财政金融政策方面,除执行基本的养老机构免税政策外,2017 年设立总规模为 50 亿元的攀枝花康养产业投资基金,投资对象主要为符合该市"康养+"产业发展方向、有利于推动"康养+"产业发展的项目,采用 PPP 模式引导社会资本参与康养产业项目建设;设置财政金融互动奖补资金,鼓励保险公司、银行业金融机构支持小微企业贷款。2015 年,市政府发布《攀枝花市民办养老床位一次性建设补助的管理暂行办法》,对民办养老机构的养老床位提供一次性建设补助。在人才与技术支持方面,开办攀枝花学院康养学院,加强康养实用型服务人才和专业化管理人才培养;成立专业康养大数据平台,加强康养产业基础设施建设。与此同时,自 2020 年起,康养产业发展工作被纳入各级各有关部门目标绩效考核,通过奖惩措施,提高相关部门对康养产业的重视程度。攀枝花市政府通过土地优惠、财政支持、税收减免、人才培养、技术支持等多种措施,为养老产业提供有利的政策环境,推动攀枝花养老产业发展实现新突破。

（三）养老地产:乌镇雅园"学院式康养小镇"

乌镇雅达国际健康生态产业园是我国首个复合型休闲健康养老主题园区,由雅达国际控股有限公司和绿城房地产集团有限公司共同建设,园区规划围绕养生养老、健康医疗和休闲度假三个主题,为住户提供静谧秀丽、舒适雅致的居住环境,绿化占比高达 53%,整个园区的风景设计充满着诗情画意,被认为是最成功的养老度假小镇。园区的自主养老居住区——乌镇雅园——拥有单层别墅、多层电梯公寓、小高层公寓等多种房型,不同的户型面积满足不同老年人群体的需求。居住区附近建有众多适老化设施,通过精细化的设计为老年人的生活、出行提供便利,例如连廊设计方便老年人外出聊天,较宽的进户门方便轮椅进出,每个屋子还设置了紧急报警按钮,可应对老年人突发不适的情况。

除自主养老居住区外,园区还设置了具有完善康复医疗功能的生态型高端医养中心——雅达国际康复医院、专业养老护理机构——松龄雅达医养中心、老年大学——颐乐学院、高端休闲度假区——乌镇达园、老龄用品展示区——雅达银龄汇,可以满足老年人医疗保健、康复护理以及学习娱乐、购物休闲等多样化需求。家门口的顶级医疗资源、护理资源以及教育资源,给予住户安心充实的居住体验。雅达国际康复医院和松龄雅达医养中心为不同身体状况的老年人提供全面的医养保障:具有独立生活能力的老人可在个人住所中生活,半自理老人能够获得医疗辅助服务,而失能老人也能够在松龄雅达医养中心得到全方位的照料。

园区内的颐乐学院借鉴岳麓书院的建筑风格进行设计布局,建筑面积约3.5 万平方米。学院以"老有所学、老有所乐、老有所为"为主旨,开设健康养生系、人文社科系、艺术系、休闲体育系、生活系五大课程体系,辅以学生会俱乐部活动。在活动设施方面,学院内设有大礼堂、小会堂、图书馆、棋牌楼、健身房等,满足老年人的健身娱乐需求。除此之外,学院外面还设有几十亩的农场,住户每年花费 500 元便可获得 15 平方米的个人农田,享受独特的农作物种植体验。

目前,我国养老地产现行的盈利模式包括"全部出售""销售+持有""会员制""只租不售"四种。乌镇雅园属于"销售+持有"模式,其中"70%出售,30%自持"。前期盈利以住宅出售为主,后期依靠服务收费以及物业招商租赁等,服务收费具体包括基础的物业费用、颐乐学院学费以及除护理服务外的健康管理服务费用等。这种模式的优势在于能够利用住宅出售快速收回资金,继而支持社区周边自持项目的运营,不断拓展养老服务范围、完善配套设施建设。目前,乌镇雅园的住宅已基本售罄,除桐乡本市的住户外,50%的购房者来自上海、杭州、苏州等地,乌镇雅园以其有利的环境与交通优势,承接周边大城市居民的高端康养需求。

(四) 养老金融:兴业银行"安愉人生"

2012 年,兴业银行与养老机构"恭和苑"合作推出"安愉人生"养老综合金融服务。自此,兴业银行逐步搭建起一站式养老金融服务平台,集"产品定制、健康管理、法律顾问、财产保障"四项专属服务于一体整合服务资源,为老年人提供专属产品定制、身心健康管理、财产安全保障、法律顾问咨询等符合中老年客户需求的专项金融和增值服务,帮助老年客户制订科学的养老储备计划、养老资产管理规划等,实现财富和生活品质的同步提升。

"安愉人生"养老综合金融服务是面向老年客户提供的综合性金融养老方案,年满 50 周岁的兴业银行 VIP 客户可享受该服务。相较于一般银行产品,老年人金融产品更注重控制风险,偏好稳健型产品。2012—2022 年,兴业银行"安愉人生"推出了多种类型的金融产品,包括储蓄产品、理财产品和信托产品等。"安愉储蓄"是依据养老人群的特征和需求设计推出的储蓄产品,具有收益高、支取灵活等特点。"安愉人生"相关理财产品的构成也均以风险较低的债券投资为主,以满足老年人资产保值增值的需求。"安愉人生"的信托产品则需要提前确定受益人百年后的后备受益人,并可按照委托人的意愿调整投资管理及信托利益分配内容,避免后续资金流失以及财产纠纷。

除此之外,兴业银行还注重营造"人人关心老年客户,乐于为老年客户服务"的敬老爱老氛围,为"安愉人生"客户提供便利结算服务和增值服务。在便利结算服务方面,考虑到老年人行动不便的特点,兴业银行着力打造简便型银行网点社区支行,打通银行服务"最后一公里",并依托社区银行开展有关理财知识、法律知识、消费维权等内容的讲座与活动,提高老年人的自我保护意识,丰富老年人的生活。为降低老年人的被诈骗风险,"安愉人生"还推出联名账户服务,联名多方共同管理,用开户时约定的身份核验方式取代密码,从而保障账户安全。当老年客户遇到存折/单丢失、密码遗忘的情况,或因出行不便等特殊原因无法赴网点办理取款手续时,客户在完成身份核验等手续后,可分别凭证件、存折/单或委托代理人办理快速取款。在增值服务方面,兴业银行为"安愉人生"客户提供免费的健康医疗、法律顾问等增值活动,并联动社区、街道等资源,组建"安愉人生"俱乐部,开设"安愉老年课堂",为其客户打造学习交流和休闲娱乐的平台。兴业银行每年还开展敬老月活动,为老年客户送上购物福利以及敬老惠民服务。

(五) 养老服务企业发展:安康通"链式科技养老"

安康通成立于 1998 年,是我国养老服务业的标杆企业,是一家能够在居家、社区、机构的不同场景提供专业化、个性化服务的科技养老公司。公司与各地政府、企事业单位开展合作,提供定制化的一站式养老解决方案和系列服务,产品服务内容包括智慧养老系统、养老呼叫中心、居家养老、社区养老、机构养老、适老化改造、银发科技产品等。2021 年 3 月,安康通成为首批长期护理保险定点护理机构,随后组建超过 100 人的长期护理保险服务团队,为老年人提供专业的护理服务。截至 2022 年,公司承建运营政府重点项目超过 200 个,建设智慧养老中心超过 100 个、社区服务中心超过 600 个。

在居家养老方面,安康通居家养老服务具体包括助残、助洁、助浴、助行、助医等 10 个服务项目,用户通过安康通 App 预约服务,公司通过工作人员入户扫码和离户扫码以及智能定位完成服务流程监督。在社区养老方面,安康通通过建设健康中心、日托中心、护理站、长者照护之家以及日照中心等为社区老年人提供各种类型的服务,包括生活照料、健康管理、休闲娱乐、紧急救助、精神慰藉、保健康复等。在机构养老方面,安康通建有护理院和持续照料退休社区两种不同的老年机构。其中,护理院以疾病老人、生活不能自理的老人以及其他需要长期护理服务的患者为服务对象。持续照料退休社区借鉴美国成熟的养老服务模式,构建老年人自理、介护、介助一体化的综合养老社区——颐乐居·江阴夕阳红,能够为不同身体状况的老年人提供差异化、个性化的服务。除此之外,公司还积极与保险机构、健康地产等企业开展合作,实现相关企业联动,促进养老产业发展。

在智慧养老领域,安康通主要从两个方面进行建设:一是构建数字化智慧平台,承接各地政府的养老服务和"互联网+"养老项目,搭建"智慧居家养老""智慧社区养老""智慧机构养老"三位一体的智慧养老系统,将线上信息平台建设和线下服务运营相结合,定制具体的养老解决方案;二是开发老年智能产品,不仅包括智能手表、智能手环、紧急救援按钮,还包括居家养老中的护理机器人、安全感应器、可穿戴监测设备以及社区养老中心的智能监测设备等。通过开发更加先进的智能产品,智慧养老系统能够连接到每一位老年人,布局到每一个养老场所,最终构建起完整的智慧养老服务体系。

三、养老产业发展的行业机会

养老产业属于朝阳产业,产业范围广、产业链条长。并且,老年人教育水平和收入水平不断提高,消费观念也在逐步改变,养老产业具有巨大且长久的行业机会。养老产业与民生密切相关、与养老事业互补,养老产业的发展应体现企业家精神,以做福利事业的心态,追求长久、稳定和适当的收益回报。在政策层面,应从消费端与供给端共同发力,促进养老产业持续健康发展。

第一,完善政策促进老年人消费需求。首先,应改善老年人的资产结构,不断提高老年人群体的消费意愿和消费能力。加大财政转移支付力度,完善养老保障、医疗保障和以房养老等社会保障体系,提升全体老年人的安全感和支付能力。其次,从政策和法律层面维护老年人的消费权益。依托社会征信系统,建立融政府、行业、社会,覆盖线上线下的全方位、全流程的老年人消费权益保障体系;加大对侵犯老年人消费权益行为的打击力度,创造敢于消费、乐于消费的环境,解除老年消费者的后顾之忧。最后,努力培育老年消费的新增长点,依法探索各类新型老年消费模式,以孝心教育引领和扩展孝心消费。

第二,精准定位多元养老需求,加强老年产品品牌建设。引导企业根据老年消费特点,以需求为导向,不断细分老年消费市场,开发设计个性化适老产品。建立健全老年产品市场准入、退出与监管制度,完善国家、行业和企业标准,规范各类市场主体行为,强化质量意识,提升产品质量。制定促进养老产业发展的财税、价格、土地、投融资、人才等扶持政策,推动养老产业与技术、人才、资本的深度融合、协调发展,全面提升养老产业发展能力。

第三,优化养老产业发展体系,助推经济转型升级。一方面,强化养老产业发展的战略布局与功能定位,构建知识密集、技术密集、创新引领、协同发展的现代养老产业体系,推动老年消费市场提质扩容与产业发展优化布局;另一方面,加大养老产业特别是养老金融业发展的监管力度,避免企业利用制度漏洞侵害国家利益和老年人权益。

第八章

健康城市建设政策分析

城市是人类文明的坐标,也是人民健康和美好生活的重要载体。随着城镇化进程的加快,中国城市面临一系列"健康问题",如人口老龄化、居民亚健康、慢性病与精神性疾病攀升等。城市成为健康的主战场,建设健康城市已成为城市可持续发展的必然选择和未来方向。本章将从健康城市的内涵与评价、中国健康城市建设政策分析、中国健康城市建设实践案例与经验三方面对健康城市建设进行介绍。

第一节 健康城市与健康城市评价

什么是健康城市?如何评价一个城市是否健康?这是理解健康城市建设的两个重要问题。本节将对国内外健康城市的内涵、有代表性的评价标准与指标体系进行梳理和介绍。

一、健康城市的内涵

健康城市的概念最早见于英国埃德温·查德威克(Edwin Chadwick)教授的著作,他在 1842 年发表的《大不列颠劳动人口卫生状况的调查报告》中提及"健康城市",并由此促成英国健康城市协会的诞生。健康城市概念是在"新公共卫生运动"、《渥太华宪章》和"人人享有健康"战略思想的基础上产生的,也是世界卫生组织(WHO)面对 21 世纪城市化给人类健康带来的挑战而倡导的行动战略。1984 年,在"健康多伦多 2000 年"(The Health Toronto 2000)会议上,WHO 首次提出"健康城市"概念。大会上,特雷弗·汉考克(Trevor Hancock)和莱纳德·J. 杜尔(Leonard J. Duhl)指出,健康城市是指由健康的人群、健康的环境和健康的社会有机结合发展的一个整体,能改善城市的环境,扩大城市的资源,使城市局面互相支持以发挥最大的潜能。他们强调,城市规划、建设和管理等各个方面都要以人的健康为中心,通过不断改善自然和社会环境,使人们享受生命和充分发挥潜能,实现人群健康、环境健康和社会健康的和谐统一。1986 年,汉考克和杜尔将健康城市进一步界定为:持续创造、改善物质和社会环境的城市,它不断扩大社会资源,使人们在享受生命和充分发挥潜能上能够互相支持。WHO 在 1994 年给健康城市的定义是:健康城市应该是一个不断开发、发展的自然和社会环境,并不断扩大社会资源,使人们在享受生命和充分发挥潜能上能够互相支持的城市。上海复旦大学公共卫生学院傅华教授等则提出更易被人理解的定义:所谓健康城市是指从城市规划、建设到管理各个方面都以人的健康为中心,保障广大市民健康生活和工作,成为人类社会发展所必需的健康人群、健康环境和健康社会有机结合的发展整体。

综上可以看出,健康城市的内涵指向三大主体,即"健康的人群""健康的环境""健康的社会"。现代健康城市概念注重城市中人、环境与社会的有机结合和互相支持。其中,人是核心,健康城市建设的着力点在于人的健康,为城市中生活的人构建绿色的环境以及和谐的社会,通过建设健康环境和健康社会为人的发展提供优质资源与空间,使人与环境、人与社会、人与人之间互相支持发展。

二、健康城市评价标准与指标体系构建

健康城市的建设离不开科学合理的健康城市评价标准与指标体系,国内外对此议题均有大量关注。

从国外来看,最有代表性的健康城市评价标准即为 WHO 提出的十条标准。

WHO 将 1996 年 4 月 7 日世界卫生日的主题定为"创建卫生城市 为了美好生活"(Healthy Cities for Better Life),并根据世界各国开展健康城市活动的经验和成果,公布了"健康城市十条标准",作为建设健康城市的努力方向和评价指标。这十条标准分别为:①为市民提供清洁安全的环境;②为市民提供可靠和持久的食品、饮水、能源,以及有效的垃圾清除系统;③通过富有活力和创造性的各种经济手段,保证市民在营养、饮水、住房、收入、安全和工作方面的基本要求;④拥有一个强有力的相互帮助的市民群体,其中各种不同的组织能够为了改善城市健康而协调工作;⑤使市民一道参与制定涉及他们日常生活,特别是健康和福利的各项政策;⑥提供各种娱乐和休闲活动场所,以方便市民之间的沟通和联系;⑦保护文化遗产并尊重所有市民(不分种族或宗教信仰)的各种文化和生活特征;⑧把保护健康视为公众决策的组成部分,赋予市民选择有利于健康行为的权利;⑨做出不懈努力,争取改善健康服务质量,并使更多市民享受到健康服务;⑩使人们更健康长久地生活和少患疾病。

国际上其他有代表性的健康城市评价指标体系有:2006 年健康城市联盟(AFHC)提出"健康城市建设 SPIRIT 法"(S 指场所手段、可持续性;P 指政治承诺、政策、社会参与;I 指信息、创新意识;R 指资源、研究;I 指基础设施、部门合作;T 指培训);荷兰鹿特丹市利用蛛网图,提出"健康温度计"(健康情况、健康照顾、环境指标、社会情况、人口学统计、生活方式);马来西亚古晋市则从环境(8 个二级指标)、社会(8 个二级指标)、健康(9 个二级指标)、经济(7 个二级指标)四方面设置指标,对健康城市建设进行综合评估。除此以外,美国"健康公民 2020 战略"基于人群健康总状况、健康公平性、健康的社会影响因素、生命质量及其幸福感四个维度近 600 项指标,对健康城市建设进行评价。"健康日本 21 世纪计划"评价框架包括健康改善、个人行动和社会支持三个维度、9 项一级指标(营养与饮食、身体活动与运动、休息与心理健康、控制吸烟、控制饮酒、牙齿保健、糖尿病预防、循环系统疾病预防、癌症预防)以及 70 项二级指标。

从我国健康城市评价指标体系建设来看,几份有代表性的关于健康城市评价指标报告及文件值得关注。

一是具有开创性意义的《健康城市评价指标体系(2013 版)》。2013 年,中国城市发展研究会课题组在参考 WHO 及其他有关指标体系的基础上,结合我国国情与海外健康城市发展经验，兼顾健康"投入"与"产出"以及数据的可得性等因素，首次发布我国健康城市评价指标体系。该体系初步构建起具有较强可操作性的中国健康城市评价指标体系和评价模型，以"健康环境、健康文化、健康条件、健康社会"为主体框架，对全国 290 个地级市进行了颇具创新性的综合测评。

二是目前而言最新、最权威且较为全面、完善的《全国健康城市评价指标体系（2018 版）》。2018 年 3 月 28 日，全国爱国卫生运动委员会印发并实施《全国健康城市评价指标体系（2018 版）》，这一指标体系被用于分析评价我国各城市健康城市建设工作进展，实现城市间比较和互学互鉴。该指标体系共包括 5 个一级指标、20 个二级指标和 42 个三级指标。其中，一级指标对应"健康环境""健康社会""健康服务""健康人群""健康文化"五个建设领域，二级和三级指标着眼于我国城市发展中的主要健康问题及其影响因素。全国爱卫办将委托第三方专业机构，每年对全国所有国家卫生城市开展评价工作，构建健康城市指数（Healthy City Index，HCI），分析评价各城市健康城市建设的工作进展，促进各地及时发现工作中的薄弱环节，不断改进健康城市建设的工作质量，推动健康城市建设良性发展。《全国健康城市评价指标体系（2018 版）》已成为我国各地健康城市建设工作进展评价的最科学、最可靠的依据。

三是在"健康中国 2030"战略引领下，国务院办公厅 2019 年发布的《关于印发健康中国行动组织实施和考核方案的通知》。该文件以《"健康中国 2030"规划纲要》《健康中国行动（2019—2030 年）》和相关规划文件为考核依据，分别设置 10 个和 16 个指标，前者包括人均预期寿命、婴儿死亡率、5 岁以下儿童死亡率等，后者包括高血压/糖尿病患者规范管理率、以乡（镇、街道）为单位适龄儿童免疫规划疫苗接种率等。该文件将主要健康指标纳入各级党委、政府绩效考核指标体系，综合考核结果经健康中国行动推进委员会审定后通报，作为各省（区、市）、各相关部门党政领导班子和领导干部综合考核评价、干部奖惩的重要参考。

四是集合高校智库与民间智库智慧的《清华城市健康指数》。该指标体系由清华大学中国新型城镇化研究院、万科公共卫生与健康学院等民间智库联合研究编写。2020 年首份全国城市健康大数据报告《清华城市健康指数》的发布,是进入新发展阶段全面推进健康中国建设的一个重要时刻。《清华城市健康指数》在指标体系设计上形成了"一主两辅"的总体框架。主视角按城市健康要素划分,共包括健康服务、健康行为、健康设施、健康环境、健康效用5个评价板块(一级指标)、16个评估领域(二级指标)、53个评估项目(三级指标)。此外,按城市治理视角设立"分主体指数",包括政府侧、机构侧、公众侧三个方面;按建设过程视角设立"分环节指数",囊括投入、产出、效果、影响四个阶段。该指标体系实现了一定的探索和创新:首先是同步全球最新理念,全面对标联合国"可持续发展目标"、人居署"新城市议程"、WHO"城市健康倡议",并吸纳多国先进实践成果。其次是注重体现中国特色,响应及落实《"健康中国2030"规划纲要》《健康中国行动(2019—2030年)》和《国务院关于深入开展爱国卫生运动的意见》要求,更加突出预防为主,强调健康结合城市,管理结合个体,创新性地选取诸如每万人体育健身设施数量、每万人中医机构数量、每万人拥有大健康专利数、城市拥堵指数等有代表性的空间规划、生活方式、产业发展指标,以此引导政府健康保障、社会健康服务、个人健康管理三方协同推进。最后是"大数据"扮演重要角色。从数据源来看,该指标体系有56%的三级指标来源于大数据和新数据。

国内外健康城市评价指标体系总结如表8-1所示。

表8-1　国内外健康城市评价指标体系

层面	指标名称	指标层次	内容
国外	WHO健康城市十条标准	10	为市民提供清洁安全的环境;为市民提供可靠和持久的食品、饮水、能源,以及有效的垃圾清除系统;通过富有活力和创造性的各种经济手段,保证市民在营养、饮水、住房、收入、安全和工作方面的基本需求等十条标准
	健康城市建设SPIRIT法	12	S指场所手段、可持续性;P指政治承诺、政策、社会参与;I指信息、创新意识;R指资源、研究;I指基础设施、部门合作;T指培训
	健康温度计	6	健康情况、健康照顾、环境指标、社会情况、人口学统计、生活方式

（续表）

层面	指标名称	指标层次	内容
国外	马来西亚古晋市	32	从环境（8个二级指标）、社会（8个二级指标）、健康（9个二级指标）、经济（7个二级指标）四方面设置指标
	美国"健康公民2020战略"	4+600	评价框架包括人群健康总状况、健康公平性、健康的社会影响因素、生命质量及其幸福感四个维度近600项指标
	"健康日本21世纪计划"	3+9+70	评价框架包括健康改善、个人行动和社会支持三个维度、9项一级指标（营养与饮食、身体活动与运动、休息与心理健康、控制吸烟、控制饮酒、牙齿保健、糖尿病预防、循环系统疾病预防、癌症预防）以及70项二级指标
国内	《健康城市评价指标体系（2013版）》	4	从健康环境、健康文化、健康条件、健康社会四个层次展开，对全国290个地级市进行了颇具创新性的综合测评
	《全国健康城市评价指标体系（2018版）》	5+20+42	5个一级指标、20个二级指标和42个三级指标。一级指标对应"健康环境""健康社会""健康服务""健康人群""健康文化"五个建设领域，二级和三级指标着眼于我国城市发展中的主要健康问题及其影响因素，指标均可量化
	《健康中国行动组织实施和考核方案》	10+16	以《"健康中国2030"规划纲要》《健康中国行动（2019—2030年）》和相关规划文件为考核依据，分别设置10个和16个指标
	《清华城市健康指数》	主视角：5+16+53 辅视角：城市治理视角+建设过程视角	主视角按城市健康要素划分，共包括健康服务、健康行为、健康设施、健康环境、健康效用5个评价板块（一级指标）、16个评估领域（二级指标）、53个评估项目（三级指标）。按城市治理视角设立"分主体指数"，包括政府侧、机构侧、公众侧三个方面；按建设过程视角设立"分环节指数"，囊括投入、产出、效果、影响四个阶段

资料来源：作者自行整理。

第二节 中国健康城市建设政策分析

回顾我国健康城市建设历程,最早可以追溯到 1989 年"国家卫生城市"创建工作,距今已有三十余年历史,不同时期健康城市建设各具特点。本节将分三阶段(初级探索阶段、快速推进阶段、全面发展阶段)系统梳理我国健康城市建设改革历程,并对其政策内涵及发展特点做出总结。

一、中国健康城市建设改革历程

(一) 初步探索阶段(1989—2007 年):国际引领,国内探索

1989—2007 年为我国健康城市建设的初步探索阶段。在这一阶段,我国健康城市建设表现出"国际引领,国内探索"特点,标志性事件即为 1989 年我国开始创建"国家卫生城市",这为我国建设健康城市奠定了基础,也是我国健康城市建设的真正开端。

1989—1993 年,我国健康城市项目的发展主要处于探索阶段,探索内容包括引入健康城市的概念,与 WHO 合作开展相关培训等。

1994 年年初,WHO 官员对我国进行了考察,认为我国完全有必要也有条件开展健康城市规划运动。于是 WHO 与卫生部开展合作。合作以来,建设健康城市的理念和做法得到各地积极响应,我国计划开始健康城市项目试点。

1994 年 8 月,北京市东城区、上海市嘉定区正式启动健康城市项目试点工作,标志着我国正式加入世界性的健康城市规划运动。但此时,我国的健康城市建设仍停留在区级层面。

1997 年,卫生部将健康城市项目移交给全国爱国卫生运动委员会办公室。

2001 年 6 月 12 日,全国爱卫办将苏州作为我国第一个健康城市项目试点城市向 WHO 正式申报。同年 8 月,中国共产党苏州市第九次代表大会确定了用 5—10 年时间把苏州建成健康城市的目标。这是我国健康城市建设首次在市级层面正式展开试点。

2003 年 8 月,上海市人民政府下发了《上海市建设健康城市三年行动计划（2003—2005 年）》,确定了 8 个项目（营造健康环境、提供健康食品、追求健康生活、倡导健康婚育、普及健康锻炼、建设健康校园、发展健康社区、创建精神文明）,涵盖 104 项指标,并作为上海市政府的重点工作来抓。中期评估和终末评估分别在 2004 年、2005 年完成。作为我国第一个开展健康城市建设的特大型城市,上海为我国其他特大型、大型城市的项目开展提供了经验和实践基础。

2003 年 9 月,苏州市召开"非典"防治工作暨建设健康城市动员大会,印发了健康城市的系列文件,包括健康城市建设的决定、行动计划和职责分工等,系统启动了健康城市建设工作。

2003 年"非典"以后,我国健康城市建设进入实质性发展阶段。

2004 年 5 月和 8 月,全国爱卫办分别在上海和海口召开全国健康城市研讨会,提出健康城市计划是我国创建国家卫生城市的提升,要求已经建成国家卫生城市的城市都要开展健康城市建设。

（二）快速推进阶段（2007—2016 年）：全国范围正式试点,首次出现于中央政策

2007—2016 年为我国健康城市建设的快速推进阶段,以 2007 年健康城市建设工作在全国范围内正式启动试点为标志。与此同时,该阶段"健康城市建设"首次在国务院的政策中出现,健康城市建设驶向快车道。

2007 年开始,在原有卫生城市创建工作的基础上,我国在全国范围内正式启动试点探索健康城市建设工作。全国第一批健康城市试点为上海、杭州、大连、苏州、张家港、克拉玛依,北京市东城区、西城区以及上海市闵行区七宝镇和金山区张堰镇等 10 个市（区、镇）,拉开了我国健康城市建设的新篇章。

2011 年 8 月 29 日,"世界卫生组织（WHO）健康城市合作中心"授牌仪式在上海举行。这是 WHO 在西太平洋区域设立的首个健康城市合作中心。上海市健康促进委员会办公室 2007 年提出设立 WHO 健康城市合作中心的申请,2010 年年底被正式命名为"WHO 健康城市合作中心"。中心将面向国内及亚太地区积极传播 WHO 及全球健康城市建设的成功经验,为国内外城市开展健康城市建设工作提供技术支持,并积极开展健康城市各类项目的研究和培训,努力推

进中国及西太平洋区域健康城市建设进程。

2015 年 1 月 13 日,国务院印发《关于进一步加强新时期爱国卫生工作的意见》,提出"探索开展健康城市建设。结合推进新型城镇化建设,鼓励和支持开展健康城市建设,努力打造卫生城镇升级版,促进城市建设与人的健康协调发展。根据城市发展实际,编制健康城市发展规划,围绕营造健康环境、构建健康社会、培育健康人群等重点,将健康政策相关内容纳入城市规划、市政建设、道路交通、社会保障等各项公共政策并保障落实。紧密结合深化医改,不断优化健康服务,大力推进基本公共卫生服务均等化,促进卫生服务模式从疾病管理向健康管理转变。推动健康城市理念进社区、进学校、进企业、进机关、进营院,提高社会参与程度。借鉴国际经验,建立适合我国国情的健康城市建设指标和评价体系,组织第三方专业机构开展建设效果评价,研究推广健康城市建设的有效模式"。这是中央层面政策首次提及"健康城市建设"。从政策文本中可以发现,"健康城市"是"卫生城镇的升级版","健康城市"围绕的重点是"健康环境、健康社会、健康人群",其内涵可以概括为"将健康政策融入城市建设与发展的方方面面",包括城市规划、市政建设、道路交通、社会保障等。同时,"健康城市"也应作为一种理念融入人们的日常生活。

(三) 全面发展阶段(2016 年至今):全国全面启动,单独成策

2016 年至今为我国健康城市建设的全面发展阶段,标志性事件是 2016 年 7 月 18 日经国务院同意,全国爱卫会印发《关于开展健康城市健康村镇建设的指导意见》,在全国范围内全面启动健康城市和健康村镇建设,并将其作为推进健康中国建设的抓手,深入推进。"建设健康城市和健康村镇是新时期爱国卫生运动的重要载体,也是建设健康中国的重要抓手……把健康中国的目标转化为健康城市健康村镇的指标,以爱国卫生工作的新成效加快健康中国的建设进程。"意见提出,"通过建设环境宜居、社会和谐、人群健康、服务便捷、富有活力的健康城市、健康村镇,实现城乡建设与人的健康协调发展。到 2017 年,建立健全健康城市和健康村镇建设管理机制,形成一套科学、有效、可行的指标和评价体系,推动各省(区、市)开展建设试点,基本形成可推广的建设模式。到 2020 年,建成一批健康城市健康村镇建设的示范市和示范村镇,以典型示范带

动全国健康城市和健康村镇建设广泛深入开展，为建设健康中国奠定坚实基础"。该文件预示着在全国范围内全面启动健康城市建设工作，健康城市建设得到国家的高度关注与大力支持，首次单独作为一项政策得以推进。

2016 年 10 月 25 日，中共中央、国务院印发并实施《"健康中国 2030"规划纲要》，提出"把健康城市和健康村镇建设作为推进健康中国建设的重要抓手，保障与健康相关的公共设施用地需求，完善相关公共设施体系、布局和标准，把健康融入城乡规划、建设、治理的全过程，促进城市与人民健康协调发展"。规划中还明确提出，各地要因地施策，针对当地居民主要健康问题，编制实施健康城市、健康村镇发展规划；广泛开展健康社区、健康村镇、健康单位、健康家庭等建设，提高社会参与度；重点加强健康学校建设；加强健康城市、健康村镇建设监测与评价；到 2030 年，建成一批健康城市、健康村镇建设的示范市和示范村镇。

2016 年 11 月，全国爱卫办印发《关于开展健康城市试点工作的通知》，将试点城市扩大至 38 个。至此，全国范围内的健康城市建设试点工作全面推开。

2016 年 11 月 21 日，第九届全球健康促进大会国际健康城市市长论坛通过《健康城市上海共识》，连同《2030 可持续发展中的健康促进上海宣言》于会上正式发布。共识要求建设包容、安全、具抵御灾害能力、可持续和健康的城市，使健康成为城市工作议题的核心。同时，改善社会、经济、环境等所有健康决定因素，促进社区积极参与。推动卫生和社会服务公平化，开展城市生活、疾病负担和健康决定因素的监测与评估。

《健康城市上海共识》承诺致力于健康城市行动计划，并优先致力于以下10 个健康城市建设行动领域，并将其全面融入 2030 可持续发展议程：

① 保障居民在教育、住房、就业、安全等方面的基本需求，建立更加公平更可持续的社会保障制度；

② 采取措施消除城市大气、水和土壤污染，应对环境变化，建设绿色城市和企业，保证清洁的能源和空气；

③ 投资于我们的儿童，优先考虑儿童早期发展，并确保在健康、教育和社会服务方面的城市政策和项目覆盖每个孩子；

④ 确保妇女和女童的环境安全，尤其是保护她们免受骚扰和性别暴力；

⑤ 提高城市贫困人口、贫民窟及非正式住房居民、移民和难民的健康与生活质量,并确保他们获得负担得起的住房和医疗保健;

⑥ 消除各种歧视,例如对残疾人士、艾滋病感染者、老年人等的歧视;

⑦ 消除城市中的传染性疾病,确保免疫接种、清洁水、卫生设施、废物管理和病媒控制等服务;

⑧ 通过城市规划促进可持续的城市交通,建设适宜步行、运动的绿色社区,完善公共交通系统,实施道路安全法律,增加更多的体育、娱乐、休闲设施;

⑨ 实施可持续和安全的食品政策,使更多人获得可负担得起的健康食品和安全饮用水,通过监管、定价、教育和税收等措施,减少糖和盐的摄入量,减少酒精的有害使用;

⑩ 建立无烟环境,通过立法保证室内公共场所和公共交通工具无烟,并在城市中禁止各种形式的烟草广告、促销和赞助。

2020 年 11 月 27 日,国务院印发《关于深入开展爱国卫生运动的意见》,提出"全面开展健康城市建设。适应经济社会发展和健康中国建设需要,因地制宜开展健康城市建设,打造卫生城市升级版,建成一批健康城市建设样板。修订完善健康城市建设评价指标体系,将健康中国行动相关要求纳入评价范围,探索开展基于大数据的第三方评价,推动健康中国行动落地见效。推动各地把全生命周期健康管理理念贯穿城市规划、建设、管理全过程各环节……"从"重要抓手"到"全面开展","健康城市建设"表述上经历了重大变化,足见"健康城市建设"之于当下及未来中国的重要性。在具体措施上,意见也明确提出建设样板、修订完善评价指标体系、大数据与第三方评价、全生命周期健康管理理念等一系列方向性指引。

二、中国健康城市建设的特点

(一) 政策表述深化,试点范围扩大,建设力度不断加强

健康城市建设的政策表述经历了从"探索开展、鼓励和支持开展"到"全国全面启动、作为推进健康中国建设的重要抓手"再到"全面开展"的变化。从《关于进一步加强新时期爱国卫生工作的意见》(2015 年 1 月 13 日)强调"探索

开展健康城市建设""鼓励和支持开展健康城市建设"，到《关于开展健康城市健康村镇建设的指导意见》(2016 年 7 月 18 日)"推动各省(区、市)开展建设试点，基本形成可推广的建设模式"、《"健康中国 2030"规划纲要》(2016 年 10 月 25 日)"把健康城市和健康村镇建设作为推进健康中国建设的重要抓手"，再到《关于深入开展爱国卫生运动的意见》(2020 年 11 月 27 日)"全面开展健康城市建设"。健康城市政策表述的深化暗示着其重要性与关注度不断得到提高，建设力度不断加强。

除此以外，健康城市建设的试点范围也在不断扩大。从 1994 年北京市东城区、上海市嘉定区的"区级试点"—2001 年苏州作为我国第一个健康城市项目试点城市—2003 年上海作为我国第一个开展健康城市建设的特大型城市—2007 年全国爱卫会确定上海、杭州、大连、苏州、张家港、克拉玛依，北京市东城区、西城区以及上海市闵行区七宝镇和金山区张堰镇等 10 个市(区、镇)为全国第一批建设健康城市试点—2016 年扩大至 38 个试点城市—2019 年 8 月底全国共有 314 个国家卫生城市参与 2018 年健康城市评价工作，健康城市试点范围不断扩大，建设力度不断加强。

(二) 建设层级更广，建设方向与着力点更多，建设要求更明确

《关于进一步加强新时期爱国卫生工作的意见》强调健康城市建设需围绕"营造健康环境、健康社会、健康人群"大方向;《关于开展健康城市健康村镇建设的指导意见》在环境、社会、人群的基础上，进一步细化出健康服务、健康生活方式、群众文明卫生素质等;《"健康中国 2030"规划纲要》则进一步明确要求"广泛开展健康社区、健康村镇、健康单位、健康家庭等建设，提高社会参与度。重点加强健康学校建设"，健康城市建设的方向与要求得到进一步的细化和明确。2019 年 7 月，国务院发布《关于实施健康中国行动的意见》，国务院办公厅发布《关于印发健康中国行动组织实施和考核方案的通知》和《关于成立健康中国行动推进委员会的通知》，明确依托全国爱卫会以及国家层面新成立的健康中国行动推进委员会稳步推动健康中国建设。《健康中国行动(2019—2030年)》围绕疾病预防和健康促进两大核心，提出将开展 15 个重大专项行动，促进

以治病为中心向以人民健康为中心转变，努力使群众不生病、少生病。专项行动包括健康知识普及、合理膳食、全民健身、心理健康促进等。《关于深入开展爱国卫生运动的意见》则进一步提出"把全生命周期管理理念贯穿城市规划、建设、管理全过程各环节"以及"制订出台并不断完善城市卫生健康、法治、教育、社会保障、交通、食品、药品、体育健身、养老服务等各领域的综合策略和干预措施"等。国家层面对健康城市建设从大的框架到更加明细的建设着力点，建设层级更广、更深入，建设方向与着力点更多，建设要求也更明确。

（三）评价指标体系建设不断更新，更加注重完整性、科学性与时代性

随着健康城市项目试点的不断扩大，评价指标体系的建设也更加全面、更加与时俱进。《关于进一步加强新时期爱国卫生工作的意见》将评价体系表述为，"借鉴国际经验，建立适合我国国情的健康城市建设指标和评价体系，组织第三方专业机构开展建设效果评价，研究推广健康城市建设的有效模式"。《关于开展健康城市健康村镇建设的指导意见》指出"到 2017 年，建立健全健康城市和健康村镇建设管理机制，形成一套科学、有效、可行的指标和评价体系"，提出评价体系要"科学、有效、可行"。《关于深入开展爱国卫生运动的意见》将"大数据"的概念加入评价指标，明确"修订完善健康城市建设评价指标体系，将健康中国行动相关要求纳入评价范围，探索开展基于大数据的第三方评价，推动健康中国行动落地见效"。健康城市建设更加注重云计算、大数据的应用，更加注重时代性与新兴信息技术的运用。

在具体评价指标体系的建设上，指标得到不断的修正与完善。2013 年中国城市发展研究会课题组发布的健康城市评价指标体系，以"健康环境、健康文化、健康条件、健康社会"为主体框架。2018 年全国爱卫会发布的《全国健康城市评价指标体系（2018 版）》评价指标体系更加凸显"大卫生、大健康"理念和"将健康融入所有政策"方针，将部分指标替换为与健康更密切相关的内容，更加强调深化医药卫生体制改革的重点任务，更加突出防治结合和结果导向等。总体来讲，健康城市评价指标体系的建设理念更加凸显时代要求，同时积极纳入大数据等新兴科技，不断进行修正与完善，更加注重完整性、科学性与时代性。

三、中国健康城市建设的改革趋势

我国健康城市建设三十余载，在从无到有、从低到高的建设过程中，建设项目不断丰富，建设手段日益多样，已经走出一条有中国特色的健康城市建设之路。未来，我国健康城市建设仍需在诸多方面发力推动改革。本小节将从五个方面出发，探讨我国健康城市建设的未来改革趋势。

（一）广泛动员并形成建设合力

健康城市需要人人参与、行行出力、部门协同、社会共建，共同助推健康城市建设。未来，要坚持"大卫生、大健康"的理念，特别是要将健康融入所有政策，充分发挥各级党委、政府的统筹协调作用，依靠多部门密切协作，发动广大公众积极参与。作为城市的管理者，政府部门要具备健康促进意识，制定并完善涉及交通、食品药品、教育、养老、社会保障等各领域的综合策略和干预措施，实现健康与经济社会良性协调发展。此外，还应提升公众健康素养、科学素养和文明修养，加强公众健康知识宣传、健康习惯养成等，将政府层面宏观的政策与微观的服务结合起来，充分借鉴地方实践经验等。

（二）以点带面建设好"健康细胞"

加快推进健康社区、健康村镇、健康单位、健康家庭、健康学校等"健康细胞"建设，夯实健康中国建设的基础。未来，要以健康社区、健康学校、健康单位、健康市场、健康乡村、健康家庭为重点，深化实施"健康细胞"工程，筑牢健康城市建设基础。广泛开展有针对性的健康促进行动，探索创新健康社区建设模式。以学校、企事业单位为重点，加强职业危害因素、各类职业病的预防，运用工作场所健康促进策略解决各类工作场所存在的重要健康问题。按照"为民、便民、利民"的原则，更好地贴近群众需求，通过开展健康市场建设，进一步完善农贸市场硬件设施、优化农贸市场环境卫生，更有效地保障农贸市场食品安全，着力为消费者构建和谐、有序、安全的市场环境。结合"美丽乡村"建设，推进健康乡村建设，在完成各项规定任务的基础上，鼓励地方结合本地特点，打造一批美丽宜居、富有特色、群众认可的健康乡村,加大农村环境综合整治力度,引导农村居民树立健康意识,养成良好的卫生生活方式和生活习惯。突出示范带动作用,推广和普及健康生活理念,积极开展健康家庭评选活动。

(三) 突出重点,系统加强健康城市建设

统筹城乡,深入健康全方面,抓住区域建设重点(如医疗领域、养老领域等),突出区域特色。就医疗领域而言,未来要聚焦农村卫生工作薄弱环节,完善公共卫生服务体系;持续优化医疗服务,整合医疗资源,推进城乡医疗资源的贯通共享;推进健康管理,完善综合医院、疾控机构、基层医疗卫生机构三位一体的医防体系,不断优化重点传染病、慢性病的防控措施。疾病防控是构建健康城市的重点和难点,其关键是要坚持预防为主,大力加强健康管理。医疗保险及商业保险的支付对健康管理可以起到促进作用,未来在构建医疗保障体系时,应健全医疗保险政策,加大医疗保险教育和宣传,发挥个人账户在健康管理、疾病防控方面的作用。此外,要推动商业保险的发展,将全生命周期的健康管理注入长期的健康保险。就养老领域而言,未来要考虑到老年人的出行交通、医疗卫生以及食品安全和环境质量需求;将"精准"概念引入养老领域,从年龄结构、文化习俗、经济水平等诸多方面对老年人进行精准分层,根据城市之间经济发展水平和文化的不同,制订不同的养老方案。随着人均寿命的延长,慢性病高发、多种病共存在老年人群体中是普遍现象,高龄老人失智失能的风险增大,因此,医养结合的养老服务体系建设在未来健康城市的建设中是一个不可忽视的问题。医养结合要分清刚需和产业界限,厘清相关概念,逐步调整并建立适应老龄社会健康需求的低成本、可持续、覆盖面广的养老服务体系,使老年人真正能够老有所医、老有所养、老有所依。

(四) 持续开展健康城市建设评价

未来,要持续开展科学的评价活动,把健康中国的目标转化为健康城市的建设指标,通过开展评价及时总结健康城市建设工作的成效和经验并发现薄弱环节,促进健康城市的科学发展。一方面,要重点关注健康城市评价指标体系的持续优化,充分发挥国家与民间智库的力量,集思广益,深入实践,制定科学、

可行、客观的健康城市评价指标体系。借鉴国际国内经验，建立适合各地具体实际的健康城市、健康村镇建设指标和评价体系，组织第三方专业机构对健康城市、健康村镇建设效果进行评价，为健康城市建设指明方向。既要做到同步全球最新理念，全面对标联合国"可持续发展目标"、人居署"新城市议程"、WHO"城市健康倡议"，吸纳多国先进实践成果；又要注重体现中国特色，响应及落实《"健康中国 2030"规划纲要》《健康中国行动（2019—2030 年）》和《关于深入开展爱国卫生运动的意见》等要求，更加突出预防为主，强调健康结合城市、管理结合个体，创新选取健康城市指标，以此引导政府健康保障、社会健康服务、个人健康管理三方协同推进。另一方面，要注重健康城市试点的推广工作，积极推进健康城市试点建设，探索有效的工作模式。及时分享并推广试点地区好的做法，以点带面，通过健康城市建设更好地保证更大区域范围的健康成果，实现健康省份乃至整个健康中国的宏伟目标。

（五）借力互联网、大数据等新技术助推健康城市建设

未来，要充分利用我国在 5G 建设、信息化发展方面的成果，通过互联网平台整合利用资源、合理分配资源，将线上和线下服务同时跟进。加快建设市、县两级全民健康信息平台，实现全员人口信息、电子健康档案和电子病历三大数据库基本覆盖全体人口，深化公共卫生、医疗服务、行政审批、卫生监督、综合管理等信息化建设，实现精细化、规范化管理。建立覆盖基层医疗卫生机构的综合信息系统，推动基层医疗卫生机构信息网络全覆盖。开展数字化医院建设，建立基于电子病历的医院信息系统，实现医院内业务系统间协同整合、信息共享，打造智慧医院。促进云计算、大数据、物联网、移动医疗等信息技术与医疗卫生服务深度融合，大力发展基于互联网的医疗卫生服务，逐步转变服务模式，提高服务绩效和管理水平。推进医疗健康大数据应用体系建设，完善医疗健康大数据开发利用规则，加强基于居民全生命周期电子健康档案的医疗健康大数据分析应用。积极开展疾病管理、居民健康管理等网络业务，推广网上预约、线上支付、在线随访、健康咨询和检查检验结果在线查询、家庭医生签约等服务，提高医疗卫生机构服务能力和居民自我健康管理能力。

第三节　中国健康城市建设实践案例与经验

　　健康城市建设是一项系统工程,各地区实践模式与发展模式不同,关注点与着力点也不相同。例如上海市政府每三年下发一次《上海市建设健康城市三年行动计划》,确定建设项目与工作重心,并将其作为上海市政府的重点工作来抓。北京市坚持健康优先发展战略,打造健康生活环境,建立医养结合体系。江苏省苏州市提出"主动健康"的建设模式。浙江省宁波市与四川省成都市提出从部分到整体的"健康细胞"建设模式,依托健康城市、健康村镇和健康单位建设标准,逐条对照、逐项落实。广东省珠海市结合粤港澳大湾区发展需要及健康城市建设要求,提出大湾区建设战略目标。山东省威海市发挥中医药特色优势,结合新旧动能转换,发挥资源优势与产业优势,深入推进中医药综合改革试验区建设,创新康养服务模式,推动健康产业跨界融合,培育壮大健康产业集群。山东省青岛市则建立全国首个"健康城市大数据运营管理平台"项目,通过信息采集开创数字化、信息化、智能化的健康城市新模式,项目采取企业化管理、市场化运作的方式,以居民健康管理、健康生活指引、健康发展、疾病预防等健康生活要素为主线,建立服务于社会各方的健康城市大数据运营管理平台。除上述城市外,全国各地创新性的做法还有很多。

　　北京、上海、苏州作为我国健康城市建设的"排头兵",是国内最早一批投入健康城市建设的试点地区。一方面,三地健康城市建设历史均较悠久,积累了大量的经验;另一方面,三地在全国爱卫办《关于2020年度全国健康城市建设评价结果的通报》均上榜,且位居榜单前列,健康城市建设表现十分优异。

　　基于此,本节选取北京、上海、苏州三地,梳理其健康城市建设发展历程并总结其建设经验,以期为健康城市、健康中国建设提供重要参考。

一、北京经验

　　北京作为全国健康城市建设的先行者,截至2019年,北京市已有12个区获得国家卫生区称号。为进一步缩小城乡差距，全市各涉农区制订了三年计划，海淀区、怀柔区、大兴区、密云区、延庆区已分别启动全区域国家卫生乡镇创建。2020年，海淀区四季青镇等17个乡镇获得全国爱卫会正式命名，全市国家卫生乡镇达到37个。到2022年，全市国家卫生区实现全覆盖，40%的乡镇达到国家卫生乡镇标准，提升了市民的获得感、幸福感和安全感。"十二五"时期，健康北京工作已初见成效，全市居民健康水平稳步提高，全市居民具备健康素养比例达到28.0%，人均期望寿命达81.95岁，婴儿死亡率为2.42‰，孕产妇死亡率为8.69/10万，已接近发达国家水平。同时，城市健康环境不断优化，污水处理率达到87.9%，人均体育场地面积达到2.25平方米，人均公共绿地面积达到16平方米，100%的街道、乡镇均建有体育设施。"十三五"期间，北京卫生健康事业也取得新的显著成绩，医疗卫生服务水平稳步提高，健康北京理念深入人心，居民主要健康指标总体优于高收入国家平均水平。

（一）机构设立：形成了由政府主导、多部门合作的运行机制，充分发挥了社会组织和民间智库的作用

北京健康城市建设相关智库、机构包括北京健康城市建设促进会、北京健康城市建设研究中心、健康北京行动推进委员会、各区县爱国卫生组织等。北京健康城市建设促进会是根据时任中共中央政治局委员、北京市委书记刘淇分别于2010年10月27日和2011年5月18日两次关于推动北京健康城市建设的批示精神，国内首家专门针对健康城市建设而成立的跨部门民间社团组织，理事长为首都社会经济发展研究所所长王鸿春。他开展了大量健康城市建设的课题研究并获市委市政府领导批示，同时与北京地区主流媒体合作，进行健康城市理念和研究成果的广泛宣传报道或转载。2013年10月24日，北京健康城市建设研究中心正式挂牌成立，在北京市哲学社会科学规划办公室的指导之下，持续关注国内外健康城市研究、实践动态，开展健康城市理论、政策及实践的研究，成为致力于推动北京市及全国健康城市建设的智库。2020年成立的健康北京行动推进委员会与北京市爱卫会一并推动59个成员单位加强健康北京建设，2020年5月13日健康北京行动推进委员会印发《健康北京行动（2020—2030年）》，明确提出深入开展20项健康北京行动。除此以外，全市7 029个社

区（村）全部建立公共卫生委员会，实现健康北京工作网 100% 全覆盖，市、区、街乡、社区和社会单位五个层面广泛推进爱国卫生组织体系建设。截至 2020 年 12 月 18 日，全市已建立 18.1 万个基层爱国卫生组织，各个社区和村、机关企事业单位及大型商超市场等均建立了爱国卫生组织。政府主导、多部门合作的运行机制，社会组织和民间智库联合发力，共同推动北京健康城市的建设。

（二）政策体系完善："健康北京"政策体系、制度机制不断完善，有力地推动了健康北京建设

2009 年，北京市人民政府发布《健康北京人——全民健康促进十年行动规划（2009—2018 年）》，提出"做健康北京人、创健康北京城"，将北京建设成为拥有一流"健康环境、健康人群、健康服务"的国际化大都市，并明确了 11 项主要指标和 9 大健康行动。

2011 年，北京市卫生局发布《健康北京"十二五"发展建设规划》，正式启动健康城市建设。"十二五"期间，政府有关部门先后颁布了建设健康北京相关政策文件，如《北京市食品安全条例》《北京市大气污染防治条例》《北京市控制吸烟条例》《北京市居家养老服务条例》《北京市关于促进健康服务业发展的实施意见》《北京市人民政府关于进一步加强新时期爱国卫生工作的实施意见》《关于进一步加强首都环境建设的工作措施》等，全力推进北京健康城市建设。

以上述两个规划为起点，北京进入了全面建设健康城市的新阶段。两个规划同时提出，北京应制定健康城市专项规划，将建设健康城市理念贯彻于各个政府部门的发展规划之中。

2016 年 6 月，《北京市"十三五"时期健康北京发展建设规划》明确提出，"将健康融入所有政策"，进一步推进北京建成健康城市，为健康北京建设国际一流的和谐宜居之都、率先全面建成小康社会打下良好的基础。

2017 年 9 月 7 日，《"健康北京"2030 规划纲要》颁布，加强推动将健康融入所有政策，全人群、全方位、全生命周期维护和保障人民健康。与此同时，北京还颁布了如《北京市全民健身条例》等相关配套条例。

2018 年 9 月 20 日，北京市卫计委印发《北京市实施〈"健康北京 2030"规划纲要〉行动计划（2018 年—2020 年）》，明确了健康北京 28 个建设目标（包括人

均期望寿命、婴儿死亡率、成人吸烟率等），并从健康素养提升、全民健身普及、心理健康促进、无烟环境推进、重大疾病防控等方面开展行动。

2020年5月2日，北京市发布《首都市民卫生健康公约》，简称"卫生健康公约十条"，具体内容包含如下十个方面：①合理膳食——食物多样搭配，减油减盐减糖；②文明用餐——倡导公勺公筷，拒绝食用野味；③科学健身——坚持体育锻炼，保持健康体重；④控烟限酒——遵守控烟条例，切勿过量饮酒；⑤心理平衡——理解包容乐观，家邻同仁和睦；⑥规律作息——保证充足睡眠，减少视屏时间；⑦讲究卫生——坚持刷牙洗手，定期清洁居室；⑧知礼守礼——掌握健康礼仪，社交距离适宜；⑨注重预防——定期参加体检，及时有序就医；⑩保护环境——节约公共资源，垃圾分类投放。

2020年5月13日，健康北京行动推进委员会印发《健康北京行动（2020—2030年）》，提出了20项健康北京行动以及80项工作措施、115项健康行动指标。20项行动具体包括健康政策推进行动、工作体系加强行动、健康素养提升行动、合理膳食推广行动、全民健身普及行动、无烟环境营造行动、心理健康促进行动、慢性病防治行动、传染病防控行动、家庭健康母亲守护行动、老年健康促进行动、残疾人康复促进行动、校长推进健康行动、医务人员倡导健康行动、企业管理者推进健康行动、厨师促进健康行动、健康环境提升行动、安全出行保障行动、京津冀健康协同发展行动和全球健康治理参与行动。

2020年8月13日，为发挥爱国卫生运动优良传统、助力北京疫情防控、推进健康北京建设，北京疫情防控工作领导小组决定成立爱国卫生运动工作组，并制定实施《深入开展新时代爱国卫生运动三年行动方案》，组织建设六大专项行动：一是开展爱国卫生创建行动；二是开展除"四害"行动；三是开展社区村庄清洁行动；四是开展重点场所环境提升行动；五是推进"健康北京我行动"；六是开展爱国卫生宣传行动。

除政策条例之外，自2011年起，每年年底北京市哲学社会科学研究基地智库均会发布《健康城市蓝皮书：北京健康城市建设研究报告》，对北京市全年的健康城市建设做出总结，并对来年的工作进行指导。报告板块包括"健康环境""健康社会""健康服务""健康文化""健康产业""健康人群"，并通过形象的案例予以说明，如"首都城市园林绿化公众满意度调查""北京地区体检人群健康状况分析"等。

（三）全民参与，全民共享：以人民健康为中心，以健康素养提升、慢性病防控为着力点，借力基层，引领市民参与健康行动

北京的经验还在于坚持"全民参与，全民共享"建设理念，以人民健康为中心，从民众切身健康问题出发寻找着力点。

一是借力基层，从群众中来，到群众中去，构建健康北京全民参与工作网络。借助覆盖基层的爱国卫生组织，北京广泛开展周末卫生日、城市清洁日等活动，充分利用"小巷管家""老街坊""西城大妈""朝阳群众"等基层群众工作特色，引导市民参加周末卫生日活动。

二是以提升居民健康素养为着力点。全市持续推进健康素养提升行动、全民健身行动、合理膳食行动、控烟行动等全民健康促进行动。2018 年，北京居民健康素养水平达到 32.3%，较 2015 年增长 4.3 个百分点。全市积极打造百姓身边"15 分钟健身圈"，截至 2019 年，全市各类体育场地总面积达到 5 021.08 万平方米，人均体育场地面积达到 2.32 平方米，经常参加体育锻炼人口比例达到 49.8%。全市每年开展平衡膳食校园健康促进行动，学生体质健康达到合格以上比例为 94.63%。北京积极建设无烟环境，截至 2018 年全市 61 家医院开设了戒烟门诊，提供服务 3 343 万人次，市民热线受理控烟服务 9.3 万件，全市吸烟人群减少 55.5 万人，成人吸烟率由 2014 年的 23.4% 降为 2018 年的 20.3%，1 022 家单位达到控烟示范单位标准，WHO 授予北京市"世界无烟日奖"。

三是加强慢性病防治能力。目前，北京 16 个区均已建成慢性病综合防控示范区，其中 11 个区达到国家级示范区标准要求。截至 2020 年，全市建成各类示范机构 1 700 余家，健康支持性环境 800 余处，培养健康生活方式指导员 20 000 余名；开展重点癌症和心脑血管等高危人群筛查 50 余万人；居民高血压和糖尿病的知晓率逐步提高，患者治疗率和相关指标控制率呈良性好转趋势；总体癌症 5 年生存率达到 46.5%，心脑血管疾病、癌症、慢性呼吸系统疾病和糖尿病四类主要慢性病导致的过早死亡率降至 10.56%。

二、上海经验

面对人口老龄化、环境质量下降、医疗需求增长等现实挑战，上海朝着建设

"健康人群""健康环境""健康社会"相统一的健康城市不懈努力,其建设发力点可以概括为宏观上的政策引领与微观上的服务蓄力。

（一）宏观政策引领:行动计划引领,多轮《上海市建设健康城市三年行动计划》及全国首个省级中长期健康行动方案为健康城市建设指引方向

2021年7月5日,上海市人民政府印发《上海市卫生健康发展"十四五"规划》,明确"十四五"发展目标为"建设以人民健康为中心的整合型、智慧化、高品质卫生健康服务体系,实现医疗保障待遇公平适度、运行稳健持续、服务优化便捷,向着具有全球影响力的健康科技创新中心和全球健康城市典范坚实迈进,建设成为全球公共卫生体系最健全的城市之一",进一步强调未来上海建设"全球健康城市典范"的决心与重要性。

早在2003年年底,上海市人民政府便下发了《上海市建设健康城市三年行动计划（2003—2005年）》,确定了8个项目（营造健康环境、提供健康食品、追求健康生活、倡导健康婚育、普及健康锻炼、建设健康校园、发展健康社区、创建精神文明）,涵盖104项指标,并作为上海市政府的重点工作来抓。作为我国第一个开展健康城市建设的特大型城市,自2003年以来,上海各级政府以健康城市建设行动为载体,围绕解决人群健康危害因素的目标,把工作重心从改善整个城市的人居环境逐渐聚焦到改变人群个体的行为方式上,在建立社区和场所健康促进平台、改变传统的健康传播方式等方面不断有新的探索和进展。上海每三年编制一次《上海市建设健康城市三年行动计划》,各轮行动计划目标内容、主要任务、活动行动、主要措施均会做出有针对性的调整。

2019年9月10日,《健康上海行动（2019—2030年）》发布,这是全国首个省级中长期健康行动方案。《健康上海行动（2019—2030年）》在落实国家15个行动任务的基础上,按照中央对上海的战略定位和要求,增加了健康信息化、长三角健康一体化、健康国际化等内容,最终形成18个重大专项行动、100条举措。其中,18个重大专项行动包括健康知识普及行动、合理膳食行动、全民健身行动、控烟行动、心理健康促进行动、人群健康促进行动、慢性病防治行动、传染病及地方病防控行动、公共卫生体系提升行动、医疗服务体系优化行动、社区健

康服务促进行动、中医药促进健康行动、健康保障完善行动、健康环境促进行动、健康服务业发展行动、健康信息化行动、长三角健康一体化行动、健康国际化行动。每一个行动都包含丰富的内容和切实的措施,事关每一位上海市民的健康。

此外,值得一提的是上海的禁烟行动。全球尤其是中国面临的重要公共卫生挑战之一,就是应对不断增多的非传染性疾病,而控烟是其中的关键一环。上海的控烟进程备受国内外瞩目:2009 年将市政府 1994 年颁布的地方政府规章《上海市公共场所禁止吸烟暂行规定》上升为上海市人大常委会颁布的地方性法规《上海市公共场所控制吸烟条例》,在全国省级层面率先立法控烟。2010年成功实现"无烟世博"。2016 年 11 月市人大常委会第三十三次会议修订《上海市公共场所控制吸烟条例》,将原条例"在部分公共场所的室内限定区域禁止吸烟"的规定改为"禁止所有公共场所(含工作场所)室内吸烟",修法扩大控烟范围,所有室内公共场所、室内工作场所、公共交通工具内禁止吸烟。WHO 对此表示"热烈欢迎"。通过全面实施新的室内禁烟政策和采取全社会参与的方式,上海向我国其他城市和其他国家的城市证明了创建 100% 无烟环境是完全可行的。

(二) 微观服务蓄力:健康上海"六个一",于细微处彰显温度与智慧

"一份礼"促进健康素养提升:在上海,800 多万户家庭每年都会免费收到一份"健康大礼包"(控盐勺、控油壶、腰围皮尺、膳食宝塔冰箱贴)。一把控盐勺、一个控油壶、一根腰围皮尺、一个印有膳食宝塔介绍的冰箱贴……全市面向800 多万户常住人口家庭全覆盖发放健康读物和实用工具,折算到每家不足 4元钱,让越来越多的市民自觉戒烟限酒、减盐低油。市政府通过通俗易懂的健康读本和便捷实用的健康工具,以"广覆盖、低成本"策略,让市民获得实实在在的健康福利。

"一个馆"推动健康知识普及:地铁 12 号线顾戴路站的复旦大学附属儿科医院"梦想医学院",是我国首个儿童医学体验馆。"梦想医学院"由复旦大学附属儿科医院与上海地铁共同建设,2018 年 8 月正式运营,每周二、周四下午开放。儿童医学体验馆高度还原真实医疗场域,引入高仿真医学器材,开发出多

款医疗游戏,搭建医学科普体验平台,孩子们可以在场馆内参与互动体验、情景模拟、角色扮演和实景学习。场馆还首创"沉浸式医学体验"实体空间,并设置门诊、手术、病房等多个仿真环境模块,让孩子们通过角色构建、情景模拟、游戏体验等方式,学习健康知识、缓解就医恐惧,对医学产生更多兴趣。在上海,为孩子量身打造的健康科普场馆还有很多。《健康上海行动(2019—2030年)》全方位推进全民健康教育,"健康知识普及行动"在18项行动中居于首位。上海创新理念、创新形式、创新内容,打造更多创新品牌,让健康理念的传播拥有更高的效率,起到更好的效果,实现更大的效应。

"一间屋"优化健康服务提供:聚焦医疗卫生行业,从患者到全人群,上海卫生资源的配置和投入持续向公共卫生、精神卫生、母婴健康、医养结合、临终关怀等倾斜。以家庭医生制度为核心,上海2015年启动新一轮社区卫生服务综合改革,向居民提供便捷、连续、安全、有效的卫生服务。所谓"一间屋",就是智慧健康小屋。居民只要带着身份证,就能到小屋测量血压、血糖、心电图等健康指标,机器当场"吐出"检查报告。居民每次自助检测、自助评估的健康信息数据都会自动上传至"健康云",并补充录入个人电子健康档案,如果指标异常,平台就会发送通知,提醒居民复查及就诊。同时,家庭医生可在线进行健康指导及问诊。智慧健康小屋分布在社区卫生机构中心、站点,以及为老服务中心、社区文化中心、邻里汇、市民中心及企业楼宇等地,真正实现了"智慧"与"健康"的融合。

"一个组"推广健康生活方式:自2007年以来,上海健康自我管理小组项目从慢性病自我管理入手,提高居民健康意识、健康素养与自我管理能力。健康自我管理小组借鉴"同伴健康教育"等国内外预防医学研究成果,引导实施"高血压自我管理小组"建设项目,从源头控制慢性病危害。参与健康自我管理小组的大多数是老年人,从定期测量血压血糖、正确按时服药,到家庭饮食起居、膳食营养、体育锻炼、卫生防御、常见病判断与治疗、药理常识等多个方面,迎合了民众的健康需求。健康自我管理小组已成为面向公众推广健康生活方式的重要渠道和平台。

"一条道"倡导全民健身行动:徐汇滨江大道,北起徐汇滨江展示馆、南至徐浦大桥,沿途设有跑步驿站、滑板广场、室外攀岩场、篮球场等,还有坐落于江边的龙美术馆等,不少市民在此散步、骑车或放风筝。为大力倡导全民健身行动,上海致力于将封闭的生产岸线改变为开放共享的生活岸线。同时,上海开展"体卫结合",扩大公共体育场馆、学校运动场馆等设施开放利用;探索"体绿结合",以高绿化覆盖率的健康环境让每一位市民都能在城市中陶冶身心。

"一朵云"整合健康资源:"上海健康云"作为上海"互联网+医疗健康"公共服务的统一入口,已服务超过 455 万用户,面向市民提供 26 类 58 项健康服务。新冠疫情期间,"上海健康云"不仅可以预约核酸检测、疫苗接种,还可以线上查收报告,助力防疫,为人们的生产生活带来极大的便利。除此之外,通过家庭成员绑定,子女可远程监测长辈的体征数据,如有异常可一键关怀提醒;"智慧接种"功能可快速查询儿童接种日期、厂商、批号等信息,还支持在本市部分社区开展线上智能预约、线下优先接种等。上海三甲医院均已建立"上海健康云"预约挂号平台,患者可直接通过"上海健康云"预约挂号,依托互联网、大数据等,市民的健康管理、健康服务等关于健康的一切均可在"上海健康云"上得到解决。《健康上海行动(2019—2030 年)》明确提出,要实现医疗卫生机构健康服务信息互联互通互认,"上海健康云"将加速推广,早日让上海市民人人享有一站式、精准化的健康教育、健康管理和健康服务。

三、苏州经验

苏州从 20 世纪 90 年代末积极引入健康城市理念。2001 年 6 月 12 日,全国爱卫办将苏州作为我国第一个健康城市项目试点城市向 WHO 正式申报。同年 8 月,中国共产党苏州市第九次代表大会就提出"开展健康城市建设",并确定用 5—10 年时间把苏州建成健康城市的目标。2003 年 9 月,苏州召开"非典"防治工作暨建设健康城市动员大会,印发了健康城市的系列文件,包括健康城市建设的决定、行动计划和职责分工等,系统启动了健康城市建设工作。

在开展健康城市建设的过程中,苏州形成了政府部门统筹安排、卫生行业有效供给健康服务、市民百姓共建共享的"主动健康"建设经验,为居民提供全方位、全生命周期的健康服务。

（一）政府"主动健康"，宏观政策引领健康城市建设

2001年，"开展健康城市建设"被列入苏州市第九次党代会报告，苏州成为全国最早将健康城市建设列入党代会报告的城市。苏州还紧紧围绕健康城市缺乏落地抓手等问题，进行了一系列顶层设计。"十三五"期间，苏州先后印发了《"健康苏州2030"规划纲要》《关于落实健康优先发展战略加快推动卫生计生事业发展的若干意见》等政策文件。苏州各级政府每年安排一批卫生健康领域的实事项目和重点建设项目，切实增强健康苏州战略的推进力度。发改、体育、水利等健康相关部门，通过健康城市各专门委员会的作用，主动履行健康促进职责，为苏州健康城市建设提供强大的合力。

（二）卫生行业"主动健康"，"531"系列行动密织健康网

2016年3月，苏州实施健康市民"531"行动计划，从治病、防病、监管、参与等全维度形成统筹解决市民健康问题的综合策略。其核心内容为建立一个平台（市民综合健康管理服务平台）、三大机制（居民疾病高危因素筛查机制，包括恶性肿瘤、心脑血管疾病、高危妊娠）和五大中心（城市多中心疾病协同救治体系，包括卒中中心、胸痛中心、创伤救治中心、危重孕产妇救治中心、危重新生儿救治中心），重点围绕苏州疾病谱前五位中的恶性肿瘤、心脑血管疾病以及城市健康核心指标（婴儿死亡率、孕产妇死亡率），采取综合性干预措施，重点解决"急病要急"的健康需求。截至2019年年底，苏州已建成五大中心92家，累计开展心脑血管筛查132.13万例、肿瘤筛查18.39万例、高危妊娠筛查46.37万例，超过2/3的基层社区卫生服务中心建成市民综合健康管理服务平台。除此以外，苏州按照60%（签约+基层就医）、40%（非签约+基层就医）、35%（市级及以上就医）的补助标准，设置差异化医疗保险基金结付比例进行引导；同时，通过提给付、降起付、拓用药等措施进一步推动基层医疗卫生机构发展，进一步推动分级诊疗制度建设，为居民健康构造安全网。

此外，苏州还陆续启动了"健康城市""健康卫士""健康场所""健康市民倍增"等系列"531"行动，意在建立"无病要防、急病要急、慢病要准"的健康服务有效供给新格局。"健康城市531"行动重点围绕健康生活、健康保障及公共卫

生薄弱环节等采取综合性干预措施,重点解决"无病要防"的健康需求;"健康卫士531"行动在于加快推进卫生治理法治化、规范化、专业化、精准化、信息化进程,充分发挥健康监管的制约、预防和促进作用,切实保障卫生健康服务安全,努力实现"健康苏州2030"规划目标;"健康场所531"行动截至2019年年底已累计新建或升级建设各级各类健康场所2 806家;"健康市民倍增531"行动截至2019年年底已建成儿童哮喘、慢阻肺和骨质疏松等慢性病市级区域防治指导中心12家、社区防治站157家,累计筛查87万余人。

(三)居民"主动健康",多元传播促进全民参与健康苏州建设

建设健康城市,离不开政府统筹和专业机构参与,更离不开每一个市民的行动。针对市民对健康城市建设知晓率及参与度低的问题,苏州建立传统媒体和新媒体相结合的多元化传播体系,促进全民参与健康苏州建设。

2018年,苏州通过本市医学会组织实施了公众健康教育"百千万"行动计划,计划通过开展百万市民受益的健康科普活动,建立100个标准化健康科普课件,培训1 000名健康科普讲师。通过"学科主委坐镇把关""艺术展翅让科普更生动""标准课件让更多人受益"等多部曲,"百千万"行动计划把医学专业知识用既权威靠谱又生动有趣的语言向老百姓讲述,帮助市民从"被动医疗"向"主动健康"迈进。"百千万"行动计划还通过"看苏州"App进行科普直播,扩大受众面,让更多的人接受科普。同时,苏州医学会还通过"苏州卫生12320"微信公众号及《苏州日报》等媒体,每周公布科普预告,让市民提前了解科普活动的安排。通过健康教育,市民得以了解一些疾病的早期表现,掌握一些自我保健的基本技能,进而提高疾病预防意识,改善不良生活行为,从而促进健康城市建设。

参 考 文 献

［1］ BUSSE R, BLÜMEL M. Germany: health system review 2014［J］. Health systems in transi-
tion, 2014, 16(2): 1-296.

［2］ CHARLTON V, LITTLEJOHNS P, KIESLICH K, et al. 2017. Cost effective but unafford-
able: an emerging challenge for health systems［J］. The British medical journal, 2017, 356:
j1402.

［3］ French healthcare products pricing committee: 2014/ 2015 annual report.［R/OL］.［2023-
05-31］. https: //sante-securite. travail. gouv. fr/IMG/pdf/rapport_annuel_2014_version_an-
glaise. pdf.

［4］ Investment Company Institute. Ten important facts about IRAs［R］. Washington, DC: ICI,
2018.

［5］ IRAVANI F, MAMANI H, NATEGH E. External reference pricing and parallel imports of
pharmaceuticals: a policy comparison［J］. Production and operations management, 2020,
29(12), 2716-2735.

［6］ KANG S-Y, BAI G, DISTEFANO M J, et al. Comparative approaches to drug pricing［J］.
Annual review of public health, 2020, 41: 499-512.

［7］ MARDETKO N, KOS M. Patients' knowledge and attitude towards therapeutic reference pri-
cing system in Slovenia［J］. International journal of clinical pharmacy, 2016, 38(5): 1301-
1310.

［8］ Medicines for Europe. What is value added medicines.［EB/OL］.［2023-05-31］. http: //
www. medicinesforeurope. com/value-added-medicines/did-you-know/.

［9］ MORENO S G, RAY J A. The value of innovation under value-based pricing［J］. Journal of
market access & health policy, 2019(7): 1-10.

［10］ REES E L, GAY S P, MCKINLEY R K. The epidemiology of teaching and training General

Practices in England[J]. Education for primary care, 2016, 27(6)：462-470.

[11] TAKANO T. What is a healthy city[M]. WHO Collaborating Centre for Healthy Cities and Urban Policy Research Monograph，1999.

[12] TOUMIA M, RÉMUZAT C. Value added medicines：what value repurposed medicines might bring to society？[J]. Journal of market access & health policy, 2017, 5(1)：1264717.

[13] VERHOEF T I, MORRIS S. Cost-effectiveness and pricing of antibacterial drugs[J]. Chemical biology & drug design, 2015(85)：4-13.

[14] WILKIN D. Primary care budget holding in the United Kingdom National Health Service：learning from a decade of health service reform[J]. The medical journal of Australia, 2002, 176(11)：539-542.

[15] WILLEMÉ P. The long-term care system for the elderly in belgium[R/OL]. (2010-05-28) [2021-11-20]. http：//dx. doi. org/10. 2139/ssrn. 2033672.

[16] 曾海军.城乡居民养老保险的财政支付能力研究[J].中国保险，2019(10)：45-49.

[17] 常慧丽.攀枝花市康养型农家乐发展研究[J].中国集体经济，2021(26)：38-39.

[18] 陈秀娟,华蕾,刘华林.三明市推行 C-DRG 的难点与对策[J].中国卫生经济，2022, 41(1)：36-40.

[19] 仇雨临.中国医疗保障 70 年：回顾与解析[J].社会保障评论，2019, 3(1)：89-101.

[20] 戴悦,郑振佺,提童博,等.三明市某县级公立医院改革的实践探索：基于 SSP 范式的分析[J].卫生经济研究，2019, 36(8)：31-34.

[21] 邓大松,李芸慧.新中国 70 年社会保障事业发展基本历程与取向[J].改革，2019 (9)：5-18.

[22] 董克用,施文凯.大力发展养老金融 助力养老体系建设[J].金融博览，2022(4)：12-13.

[23] 董志勇,赵晨晓.“新医改”十年：我国医疗卫生事业发展成就、困境与路径选择[J].改革，2020(9)：149-159.

[24] 方添栋.国外典型分级诊疗模式及对我国分级诊疗制度建设的启示[J].中国慢性病预防与控制，2022,30(4)：317-320.

[25] 费太安.健康中国,百年求索：党领导下的我国医疗卫生事业发展历程及经验[J].管理世界，2021(11)：26-40.

[26] 封进,吕思诺,王贞.医疗资源共享与患者就医选择：对我国医疗联合体建设的政策评估[J].管理世界，2022, 38(10)：144-157.

[27] 傅华,玄泽亮,李洋.中国健康城市建设的进展及理论思考[J].医学与哲学(人文社会医

学版),2006(1):12-15.

[28] 高和荣.健康治理与中国分级诊疗制度[J].公共管理学报,2017,14(2):139-159.

[29] 宫芳芳,孙喜琢,林汉群,等.深圳市罗湖区公立医院改革的探索与实践[J].中国医院,2015,19(12):40-41.

[30] 宫芳芳,孙喜琢,张天峰.创新罗湖医院集团运营管理模式[J].现代医院管理,2016,14(6):5-7.

[31] 龚秀全.竞合下医疗服务体系研究[M].北京:中国文史出版社,2013.

[32] 龚秀全.老年医护保障网络优化研究[M].北京:人民出版社,2019.

[33] 龚秀全.论中国基本养老保险筹资形式的改革[J].西北人口,2002(1):20-24.

[34] 龚秀全.通过债转股解决养老保险基金隐性债务[J].市场与人口分析,2003(3):22-26.

[35] 龚秀全.我国城镇基本养老保险个人账户定位剖析[J].市场与人口分析,2007(6):38-43.

[36] 龚秀全.中国基本养老保险全国统筹的制度转换成本与路径研究[J].人口与经济,2007(6):64-69.

[37] 龚秀全,孙晨晗.我国分级诊疗模式是否能节约医疗资源利用?:基于 Anderson 模型与双重差分法的实证检验[J].南方经济,2021(5):34-51.

[38] 顾昕."健康中国"战略中基本卫生保健的治理创新[J].中国社会科学,2019(12):121-138.

[39] 顾海,吴迪."十四五"时期基本医疗保障制度高质量发展的基本内涵与战略构想[J].管理世界,2021(9):158-166.

[40] 顾淑玮,金春林,王常颖,等.上海市医疗信息化整合建设的进展、问题与对策[J].卫生经济研究,2020,37(5):13-15.

[41] 国家医疗保障局.国家医疗保障疾病诊断相关分组(CHS-DRG)分组与付费技术规范[Z/OL].(2019-10)[2023-09-13].https://wx.nhsa.gov.cn/Sites/Uploaded/File/2019/10/国家医疗保障 DRG 分组与付费技术规范.pdf? eqid=8d45ccad0000eef500000006647c0875.

[42] 韩笑,吴宇凤.长期护理保险与居民健康预防行为:来自中国试点城市的证据[J].天府新论,2022(3):108-122.

[43] 郝枫,化丽娜,张圆.基于合成控制法的健康城市试点政策效应评估[J].城市问题,2020(5):71-80.

[44] 何文炯,杨一心.医疗保障治理与健康中国建设[J].公共管理学报,2017,14(2):132-138.

［45］何子英,郁建兴.全民健康覆盖与基层医疗卫生服务能力提升:一个新的理论分析框架[J].探索与争鸣,2017(2):77-81.

［46］黄国武.健康中国背景下我国健康城市发展研究[J].西北大学学报(哲学社会科学版),2018,48(3):74-82.

［47］黄海红,郑宁.英国家庭医生制度对我国分级诊疗模式的启示[J].解放军医院管理杂志,2016,23(3):296-298.

［48］黄佳豪,孟昉."医养结合"养老模式的必要性、困境与对策[J].中国卫生政策研究,2014,7(6):63-68.

［49］黄严,张璐莹.激励相容:中国"分级诊疗"的实现路径:基于S县医共体改革的个案研究[J].中国行政管理,2019(7):115-123.

［50］纪晓岚,刘晓梅,刘燕,等.老龄化背景下养老社区发展研究[M].上海:华东理工大学出版社,2016.

［51］姜锡明,汤琦瑾.我国公立医院资金补偿机制研究[J].上海经济研究,2016(11):75-80.

［52］焦扬.日本养老产业发展的政策体系及盈利模式研究[J].金融经济,2019(24):26-28.

［53］李翠翠,傅鸿鹏.药品采购"两票制"实施效果评价研究[J].卫生经济研究,2018(5):49-51.

［54］李连友,李磊.构建积极老龄化政策体系 释放中国老年人口红利[J].中国行政管理,2020(8):21-25.

［55］李玲.全民健康保障研究[J].社会保障评论,2017(1):53-62.

［56］李倩,赵丽颖,徐嘉颜,等.我国社会办医政策演变分析与研究[J].中国医院,2018,22(2):19-21.

［57］李棠洁,王定珍.关于我国养老服务政策的法律思考:以推进广东省养老服务体系法治建设为视角[J].法制博览,2021(1):11-14.

［58］梁誉,李静,韩振燕.我国城市养老服务发展70年回顾与前瞻:基于分配-供给-输送-财务四维框架的分析[J].河海大学学报(哲学社会科学版),2019,21(5):8-14.

［59］林汉群.探索建立以人民健康为核心的医疗卫生服务模式:基于深圳罗湖区公立医院改革的探索[J].中国公共政策评论,2017,12(1):182-185.

［60］林康,方晓茹.构建标准化的医院信息集成平台[J].中国数字医学,2017,12(1):97-99.

［61］刘海兰,何胜红,陈德生,等.深圳市罗湖区医改的经验及启示[J].医学与哲学(A),2018,39(3):74-77.

［62］卢芸芝,李浩,卓丽军,等.基于扎根理论的区域医联体医疗资源整合障碍因素及对策研

究［J］.中国医院，2021,25（4）:1-5.

［63］罗力，白鸽，张天天，等.分级诊疗制度的上海模式及推进建议［J］.中国医院管理，2017,37（12）:1-3.

［64］吕媛媛.浅谈两票制对医药行业的影响［J］.现代经济信息，2017（10）:335-336.

［65］马琳，董亮，郑英.“健康城市”在中国的发展与思考［J］.医学与哲学（A），2017,38（3）:5-8.

［66］彭浩然.中国基本养老保险个人账户的改革方向:基于个人账户改革四次争论的思考［J］.社会科学辑刊，2021（2）:160-168.

［67］彭宅文.改革开放以来的社会医疗保险制度改革:政策范式转移与制度约束［J］.社会保障评论，2018,2（4）:56-74.

［68］申曙光.新时期我国社会医疗保险体系的改革与发展［J］.社会保障评论，2017,1（2）:40-53.

［69］申曙光，杜灵.我们需要什么样的分级诊疗［J］.社会保障评论，2019,3（4）:70-82.

［70］申曙光，马颖颖.新时代健康中国战略论纲［J］.改革，2018（4）:17-28.

［71］时东，叶宜德.农村合作医疗制度的回顾与发展研究［J］.中国初级卫生保健，2004（4）:10-12.

［72］苏炜杰.我国城市养老用地保障制度:现状、困境与完善［J］.西南交通大学学报（社会科学版），2021,22（2）:102-112.

［73］孙喜琢，宫芳芳.构建以居民健康为核心的卫生服务体系:罗湖区公立医院改革［J］.现代医院管理，2016,14（6）:2-4.

［74］汤普森.老而弥智—养老保险经济学［M］.孙树菡，译.北京:中国劳动社会保障出版社，2011.

［75］唐钧，李军.健康社会学视角下的整体健康观和健康管理［J］.中国社会科学，2019（8）:130-148.

［76］唐芸霞，覃田.公立医院补偿机制改革研究［J］.卫生经济研究，2022,39（4）:79-82.

［77］田香兰.养老事业与养老产业的比较研究:以日本养老事业与养老产业为例［J］.天津大学学报（社会科学版），2010,12（1）:29-35.

［78］王冬.基于价值医疗的医疗保险支付体系改革创新［J］.社会保障评论，2019,3（3）:92-103.

［79］王虎峰.我国医联体的功能定位与发展趋势:以罗湖医疗集团为例［J］.卫生经济研究，2018（8）:3-6.

[80] 王虎峰.中国医改 10 年历程回顾与未来展望[J].中国医院管理, 2019, 39(12):1-5.

[81] 王华磊,穆光宗.长期护理保险的政策研究:国际经验和中国探索[J].中国浦东干部学院学报, 2018,12(5):122-132.

[82] 王俊,王雪瑶.中国整合型医疗卫生服务体系研究:政策演变与理论机制[J].公共管理学报, 2021, 18(3):152-167.

[83] 王锐,梁旭,马月丹.整合型医疗卫生服务体系功能定位、建设现状与经验[J].中国卫生经济, 2021, 40(8):9-12.

[84] 王珊,杨兴宇,郎婧婧,等.全国按疾病诊断相关分组收付费在医院的应用探讨[J].中国医院管理,2017, 37(6):5-7.

[85] 王天鑫,韩俊江.我国养老服务人才培养的现状、问题与对策[J].税务与经济, 2018(6):52-57.

[86] 王雪莹,雷晓盛."两票制"对各利益相关者的影响[J].管理观察, 2017(3):75-77.

[87] 谢宇,于亚敏,佘瑞芳,等.我国分级诊疗发展历程及政策演变研究[J].中国医院管理, 2017,37(3):24-27.

[88] 玄泽亮,魏澄敏,傅华.健康城市的现代理念[J].上海预防医学杂志, 2002(4):197-199.

[89] 严妮. OECD 国家长期护理保障制度模式的比较与借鉴[J].社会保障研究, 2022(2):102-111.

[90] 杨博维,薛晓.我国养老产业发展的思考与对策[J].天府新论, 2013(1):77-81.

[91] 杨磊,李卫东.职业健康服务与管理[M].北京:人民卫生出版社, 2020.

[92] 杨立华,黄河.健康治理：健康社会与健康中国建设的新范式[J].公共行政评论, 2018(6):9-29.

[93] 杨肖光,陈英耀,周萍,等.深圳市罗湖区医改政策分析[J].中国卫生政策研究, 2018, 11(3):37-41.

[94] 杨燕绥,胡乃军,秦勤,等.老龄化背景下养老保险费率平衡机制研究[J].国家行政学院学报, 2015(3):62-68.

[95] 岳弘彬,杨光宇.养老服务,各国探索新方式[N].人民日报, 2022-01-12(17).

[96] 张敬文,李洋.我国养老产业发展面临的现实困境及其破解[J].行政与法, 2022(1):44-55.

[97] 张雷,韩永乐.当前我国智慧养老的主要模式、存在问题与对策[J].社会保障研究, 2017(2):30-37.

［98］张丽丽.盈利视角下我国养老地产业发展及运营模式研究［J］.改革与战略，2016，
32（8）：35-38.

［99］张勤，姜珊，王诗露.创新基层医疗公共服务集成改革的路径依赖及突破之道［J］.中国
行政管理，2019（8）：154-156.

［100］张少芳.互联网养老产业发展现状、机遇及路径选择［J］.河北学刊，2016，36（4）：212-
216.

［101］张小娟.三明市三医联动改革效果分析：基于医疗保险的视角［J］.中国卫生政策研究，
2019，12（4）：56-64.

［102］张元明.三明市医改与DRG收付费改革的经验总结［J］.中国卫生经济，2022，41（1）：
16-19.

［103］章芡.企业年金的发展问题与改革方向探析［J］.中国行政管理，2021（7）：157-159.

［104］赵青，李珍.英国长期照护：基本内容、改革取向及其对我国的启示［J］.社会保障研究，
2018（5）：96-103.

［105］郑尚元.职业病防治与职业病患者权利之救济［J］.东南学术，2020（2）：143-152.

［106］郑梧桐，任禹崑."互联网+"背景下我国智慧养老产业的机遇、困境与对策［J］.经济研
究导刊，2021（36）：80-82.

［107］钟仁耀.提升长期护理服务质量的主体责任研究［J］.社会保障评论，2017，1（3）：
79-95.

［108］周向红.加拿大健康城市实践及其启示［J］.公共管理学报，2006（3）：68-73.

［109］朱静敏，段晖.县域医共体何以实现卫生绩效？：政策企业家，再组织化联盟与激励兼
容［J］.公共管理学报，2021，18（3）：125-138.

［110］朱铭来，胡祁.中国医疗救助的对象认定与资金需求测算［J］.社会保障评论，2019，
3（3）：132-146.

［111］庄琦.始终把人民健康放在优先发展的战略地位：党的十八大以来健康中国行动的成
就与经验［J］.管理世界，2022（7）：24-36.